Pilates

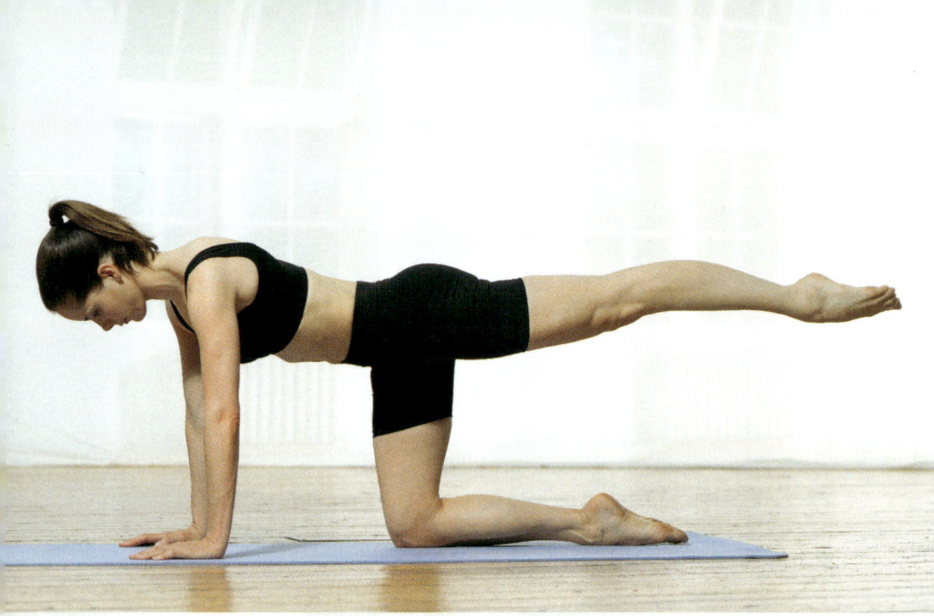
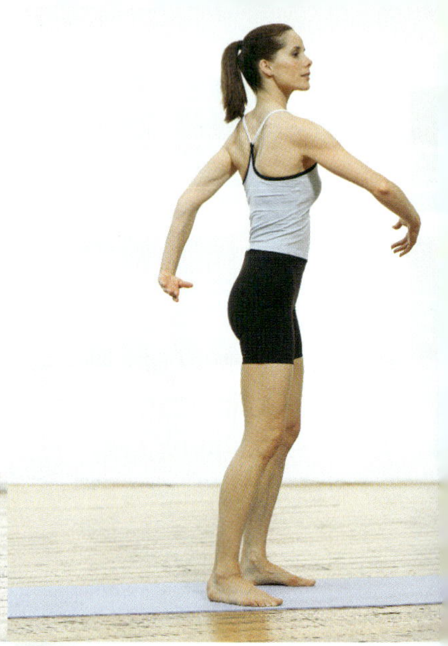
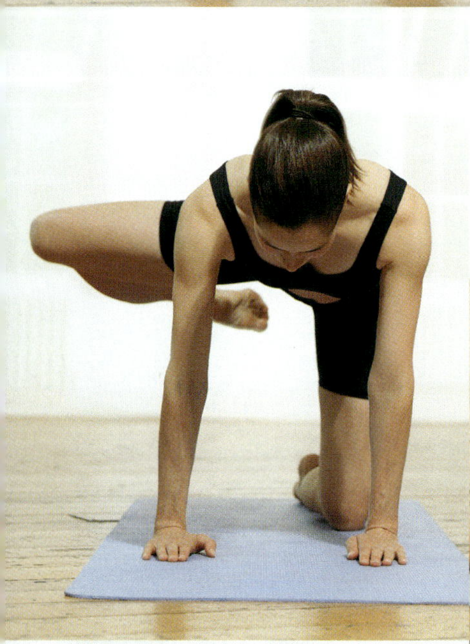
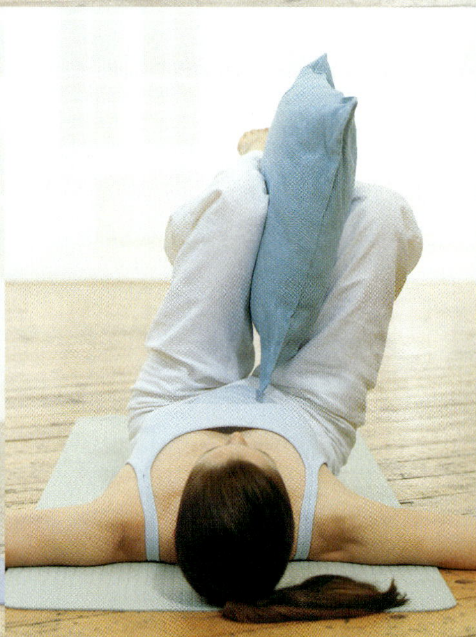
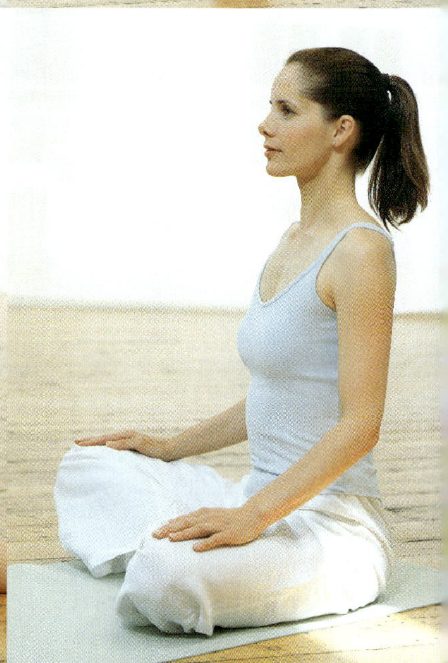
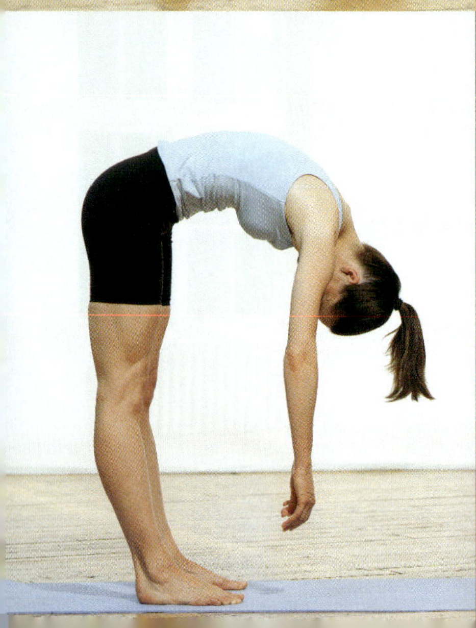
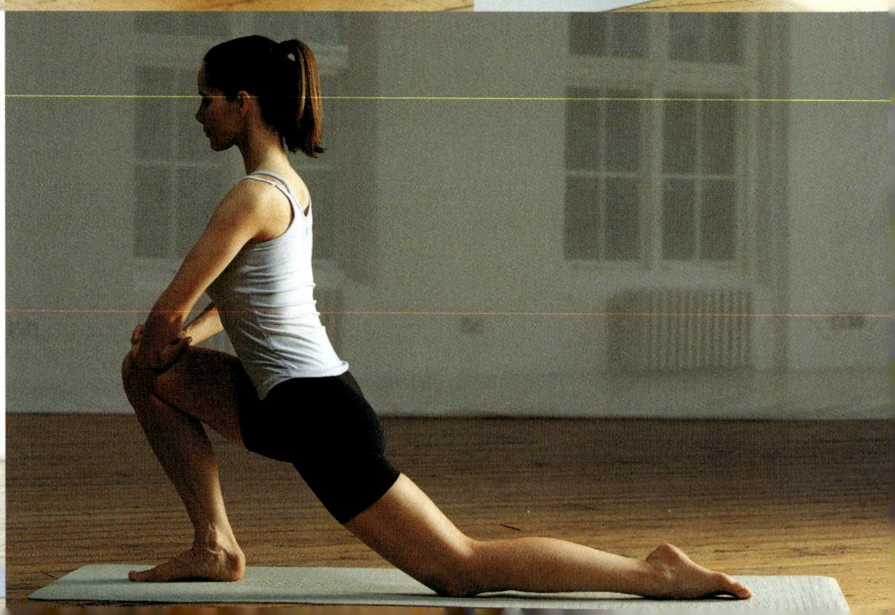

Darcey Bussell

Pilates

MARABOUT

Sommaire

Introduction 8

Les fondamentaux de la méthode Pilates : les points de départ essentiels 11
- Le centre 12
- Neutralité de la colonne vertébrale 14
- Les muscles du plancher pelvien (ou périnée) 16
- Allongement du cou 18
- Stabilisation des épaules 20
- Rotation de la jambe 22
- La connexion esprit-corps 24

Échauffement/assouplissement 27
- Enroulement avant assis 28
- Roulements des épaules 30
- Étirements du cou (I) 32
- Étirements du cou (II) 34
- Le pont 36
- L'horloge pelvienne 38
- Étirement genoux sur poitrine 40
- Bascule des genoux (I) 42
- Bascule des genoux (II) 44
- Remontée de la hanche 46
- Étirement de la colonne vertébrale 48

Programme principal 51

Abdominaux 53
- Bascules du genou plié 54
- Élévation d'une jambe 56
- Élévation des deux jambes 58
- Les insectes (I) 60
- Les insectes (II) 62
- Enroulements (modifiés) 64
- Les obliques (modifiés) 66
- Les centaines 68
- Enroulements croisés 70

Étirements 73
- Étirement des fessiers 74
- Les ischio-jambiers 76
- Les grenouilles 78

En position assise 81
- Rotation de la colonne vertébrale 83
- La scie 84

À quatre pattes 87
- Le chien 88
- L'âne 90
- Opposition bras / jambes 92
- Cercles des hanches 94
- Le chat 96
- Le chat à l'envers 98

Sur le ventre 101

Du sphinx au déroulement de la colonne 102
Contraction des fessiers 105
Élévation de la jambe fléchie 106
Élévation de la jambe tendue 107
Abdominaux Demetri 108

Équilibre et soulevés 111

Les palourdes (I) 112
Les palourdes (II) 115
Rond de jambe 117
Les ciseaux 118
Soulevé des deux jambes 120
Battements de jambes 122
Soulevés de l'intérieur des cuisses (I) 124
Soulevés de l'intérieur des cuisses (II) 126
Roulades 128

Bras 131

Les centaines pour le haut des bras 142
Les centaines en ciseaux 143
Rotation de la taille 136
Mouvements de huit 138

Étirements finaux 141

Étirement de côté 142
Fléchisseur de la hanche 143
Quadriceps 144
Étirement du mollet 145
Étirement des fessiers 146
Enroulement avant 147

Miniprogramme 149

Les muscles du plancher pelvien (ou périnée) 150
Élévation d'une jambe 150
Élévation des deux jambes 151
Les obliques (modifiés) 151
Le chien 152
Opposition bras / jambes 152
Du sphinx au déroulement de la colonne 153
Les palourdes (I) 153
Soulevés de l'intérieur des cuisses (I) 154
Mouvements de huit 154

Conclusion 157

Glossaire 158
Remerciements 160

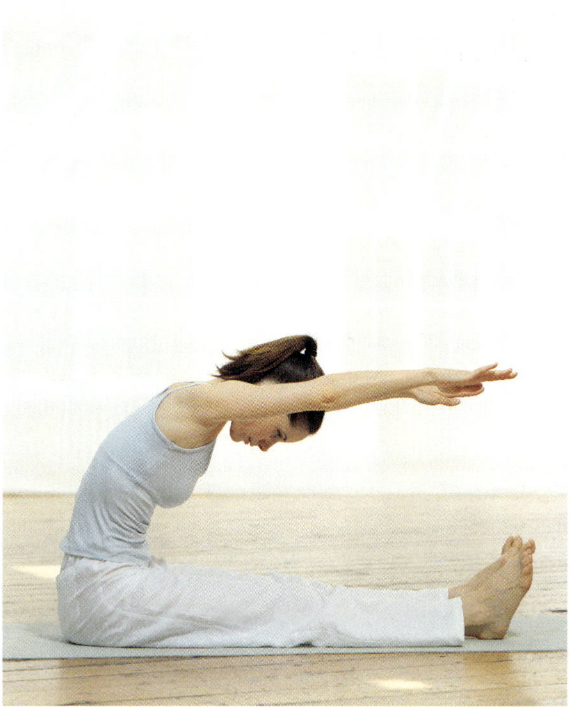

À mes filles, Phoebe et Zoe

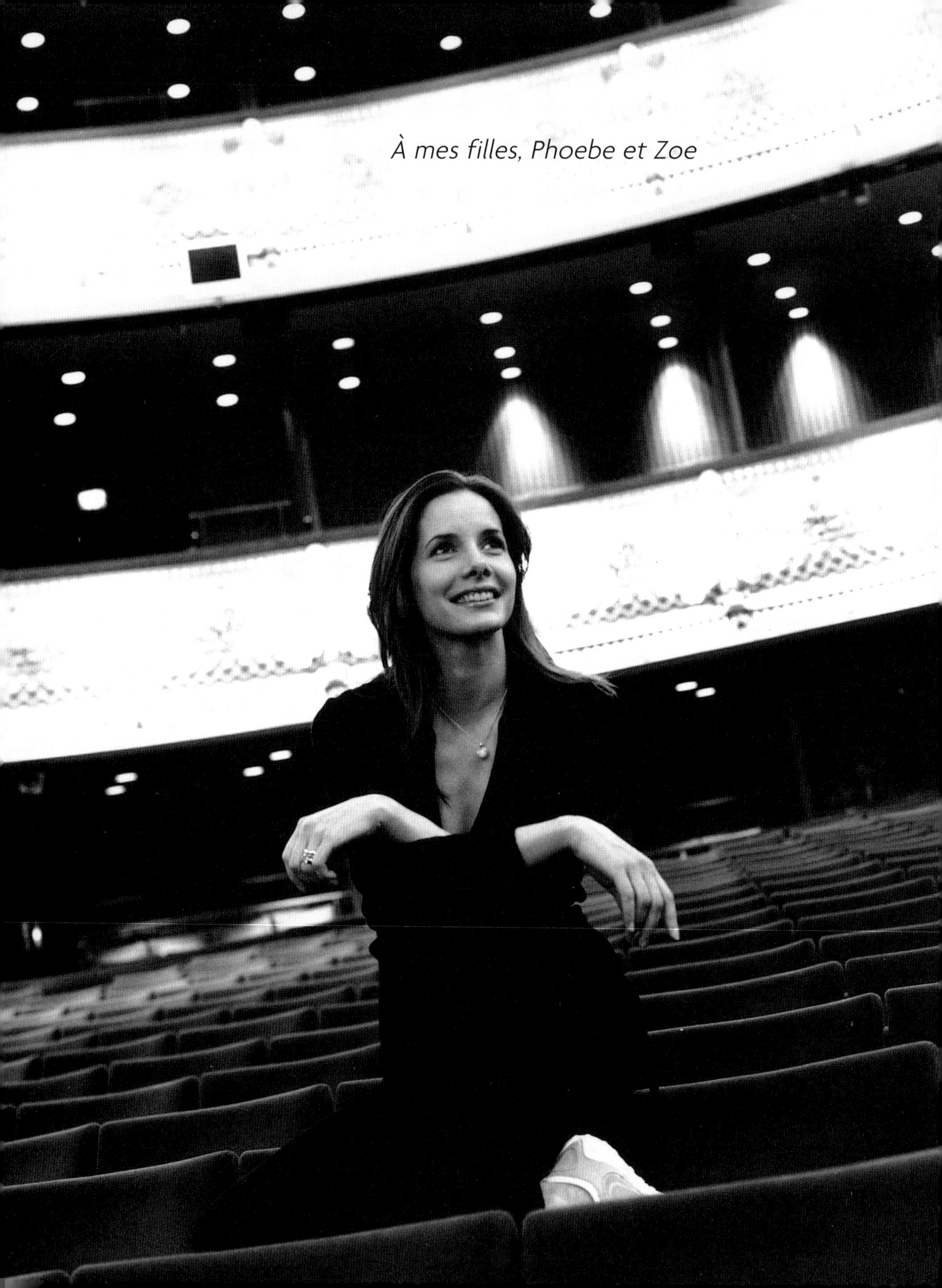

INTRODUCTION

« Après dix séances, vous sentez la différence. Après vingt séances, vous voyez la différence. Et après trente séances, vous avez un corps tout neuf. »

JOSEPH H. PILATES

J'ai écrit ce livre parce que je suis profondément convaincue par la méthode Pilates qui peut vous rendre la vie plus belle.
Je suis tombée par hasard sur cette technique lorsque j'avais seize ans. Bien que je ne l'enseigne pas, je la pratique avec enthousiasme depuis le début de ma vie professionnelle.
Mon entraînement Pilates est la meilleure chose que j'ai faite pour mon corps et je suis certaine qu'après vous être familiarisée avec les exercices, vous ressentirez la même chose, surtout si comme la plupart des femmes, vous souhaitez avoir le ventre plat, les fesses et les cuisses fermes et les bras toniques.
Vous êtes un homme et cherchez à améliorer votre force centrale et allonger vos muscles ? La méthode Pilates peut indéniablement vous aider. Ainsi que j'en ai fait l'expérience, il s'agit par ailleurs d'une source extraordinaire de méditation et de relaxation.
J'aime cette forme d'exercice et j'espère que vous l'aimerez aussi.

La méthode Pilates est une méthode de remise en forme du corps, développée en Allemagne il y a presque cent ans par Joseph H. Pilates.
Contrairement à d'autres formes d'exercice, elle repose sur le renforcement, l'allongement et la tonicité des muscles, ainsi que sur l'amélioration de la posture, de la souplesse et de l'équilibre, ce qui en fait une méthode unique. Le corps devient plus fin, plus fort et mieux profilé. À l'origine, Joseph Pilates avait conçu cette technique pour renforcer son corps fragilisé par l'asthme et le rachitisme dont il avait souffert enfant. Interné pendant la Première Guerre mondiale, il enseigna sa méthode aux autres internés, ce qui leur permit de rester vigoureux et en bonne santé jusqu'à la fin de la guerre.

En 1926, il émigra aux États-Unis et ouvrit son premier studio Pilates à New York.
La méthode Pilates devint rapidement populaire parmi les danseurs, lorsque Martha Graham et George Balanchine l'adoptèrent. Sa renommée est aujourd'hui mondiale grâce au fervent support de danseurs et célébrités, mais aussi parce que quiconque souhaitant transformer ses formes et avoir un corps souple et fort ne jure plus que par elle.

J'ai été initiée à la méthode Pilates car, jeune danseuse, j'étais très souple et devais apprendre à contrôler mon corps. La méthode Pilates était un excellent moyen de le faire. En général, les danseurs utilisent cette méthode parce qu'elle permet de faire travailler tous les muscles du corps sans les surdévelopper ni créer de muscles massifs. Ce point est particulièrement essentiel pour nous, danseurs, qui ne voulons pas paraître musculeux sur scène.
En outre, la méthode, basée sur l'étirement et le renforcement, permet d'entretenir la souplesse de nos muscles qui paraîssent plus fins et plus forts, plus longtemps.

Les bienfaits de la méthode Pilates sont inestimables en cas de blessure. Beaucoup de danseurs se blessent, surtout aujourd'hui que le ballet est devenu intensivement athlétique et que nos corps en paient inévitablement le prix.
La méthode Pilates est depuis longtemps reconnue comme un excellent outil de récupération. Elle aide en effet à cibler la zone blessée, isoler le groupe de muscles endommagés et concentrer sur lui des exercices spécifiques.
J'ai malheureusement dû subir deux opérations de la cheville. L'une d'elles m'a empêchée pendant neuf mois de me produire. Grâce à la méthode Pilates, je suis restée solide tout au long de ma rééducation, ce qui m'a aidée à conserver une bonne forme physique et mentale et finalement à guérir complètement de ma sérieuse blessure.

Vous trouvez la méthode Pilates intimidante ? Ne vous inquiétez pas. Vous n'avez pas besoin d'être danseur de ballet pour la pratiquer.
La méthode Pilates peut être suivie par tous et à tout âge. Le programme postural Pilates que j'ai conçu dans ce livre est destiné à ceux qui souhaitent transformer leur silhouette, sculpter leur corps et améliorer leur posture.
Je recommande aux débutants de commencer par trois séances d'une heure par semaine. Il se peut qu'en cours de programme, vous vous sentiez déçu par la lenteur des exercices et par le fait que vous ne vous dépensiez pas et ne transpiriez pas comme à la salle de gym. Persévérez néanmoins : en progressant vous sentirez non seulement vos muscles se tonifier mais aussi votre corps se renforcer.
Si vous avez été blessé, demandez un avis médical avant de vous lancer dans le programme et interrompez tout exercice qui vous causerait une douleur vive (les douleurs sourdes sont dues aux étirements du corps).
En tout état de cause, que vous soyez ou non en bonne forme, travaillez toujours doucement et de manière contrôlée afin de vous entraîner aux exercices.

Mais la véritable beauté de la méthode Pilates est qu'une fois que vous en maîtriserez les exercices, vous pourrez utiliser la technique dans d'autres aspects de votre vie : non seulement elle vous rend plus fort, mais elle vous apprend à être conscient de votre corps et comment l'utiliser.
La méthode Pilates vous montre comment respirer et vous relaxer correctement, ce qui est essentiel lorsqu'on se sent stressé par la vie quotidienne.
Je suis un cours d'une heure et demie deux fois par semaine. Cela m'évite de faire de l'exercice de manière excessive tout en étant suffisant pour mon corps.

J'ai la chance incroyable d'exercer une carrière que j'aime et d'avoir une famille que j'adore. Je crois qu'il est important de ne pas être figé dans ses habitudes et de toujours rester ouvert aux nouveautés. Vous pensez la même chose de la vie ? Alors la méthode Pilates est faite pour vous, car elle vous aidera à voir que vous pouvez transformer votre corps et renforcer votre mental, quel que soit votre âge et quoi que vous ayez fait jusque-là.
La méthode Pilates me donne la plus grande confiance en moi. Si j'ai fait mes exercices avant de commencer ma journée de travail, je sais que je suis prête pour affronter tout ce qui se trouvera sur mon chemin.

Les fondamentaux de la méthode Pilates : les points de départ essentiels

Afin de profiter au mieux de ce programme Pilates, il est important de comprendre les points fondamentaux de la technique Pilates, qu'il est essentiel de respecter lorsqu'on pratique les exercices.

Les sept exercices qui suivent vous aideront à les trouver avant de vous lancer.

Ces exercices peuvent être effectués quotidiennement comme échauffement au programme postural, mais aussi pour faire de la technique Pilates votre seconde nature.

Le centre

Le centre est constitué du groupe de muscles qui enrobe votre buste comme un corset, contribuant au maintien et permettant une bonne posture. C'est un élément fondamental de la méthode Pilates parce que dans chaque exercice, le mouvement part du centre. Pour localiser votre centre, rentrez tout simplement le nombril en direction de la colonne vertébrale.

Pour trouver vos muscles posturaux, allongez-vous sur le dos au sol et essayez d'enfoncer la colonne vertébrale dans le sol en rentrant le nombril. Prenez soin de ne pas exagérer le mouvement au point de bloquer votre respiration ou de faire ressortir vos côtes. Le but est d'engager vos muscles abdominaux de sorte que votre ventre soit plat tout en vous permettant de respirer normalement.

Répétez cet exercice dix fois.

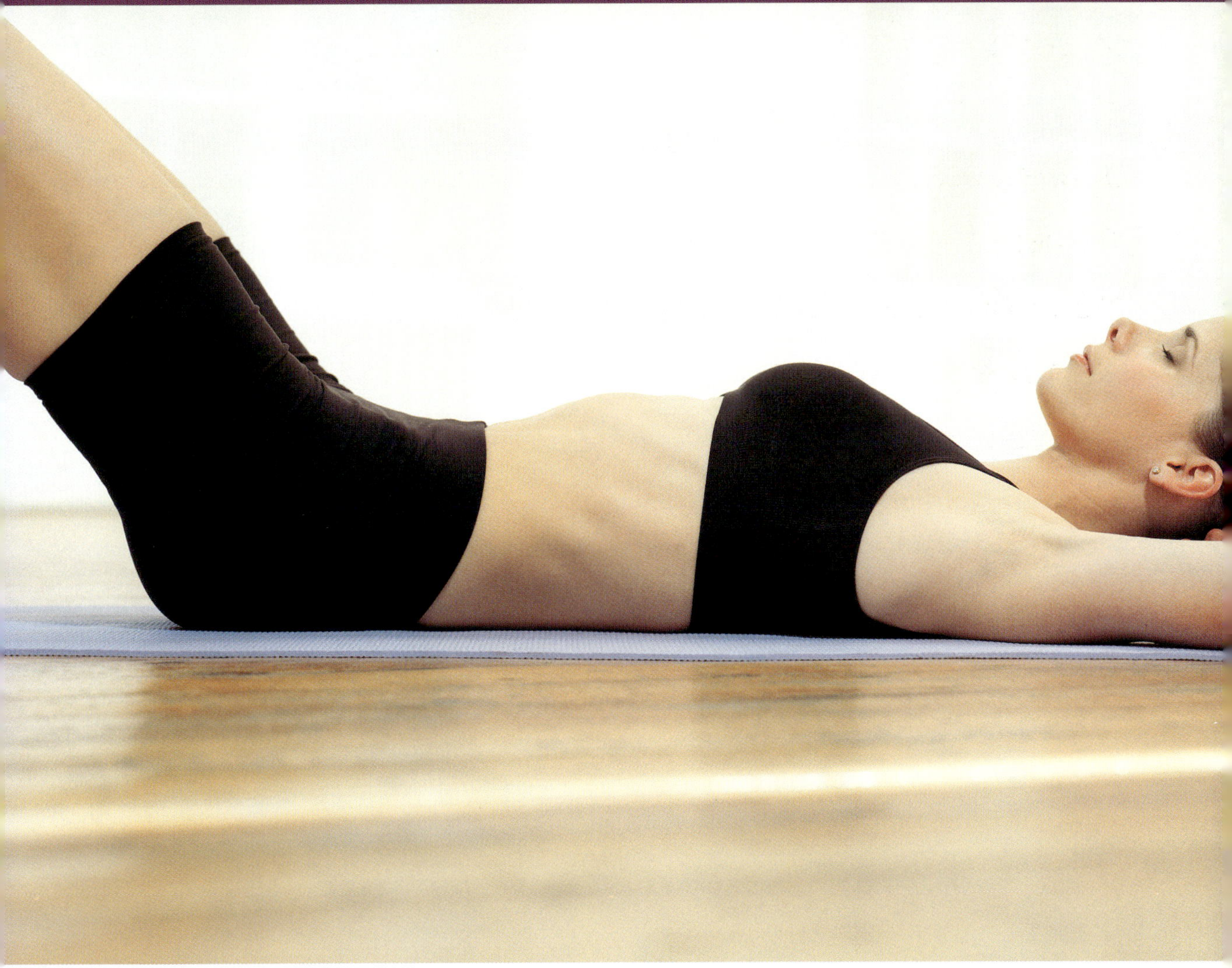

Neutralité de la colonne vertébrale

1 Pour trouver la bonne position, allongez-vous au sol sur le dos, les genoux pliés à angle droit, les pieds parallèles et écartés de la largeur des hanches.

2 Dans cette position, le bas du dos doit être légèrement incurvé. Vous ne devez ni pousser votre dos dans le sol, ni le cambrer en créant un grand creux entre le sol et vous.

3 En position neutre, votre coccyx doit s'enfoncer dans le sol et votre taille être légèrement écartée du sol (idéalement de la moitié d'une main à plat).

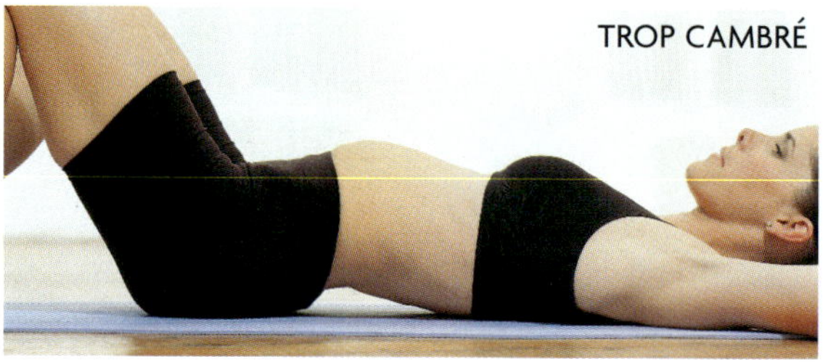

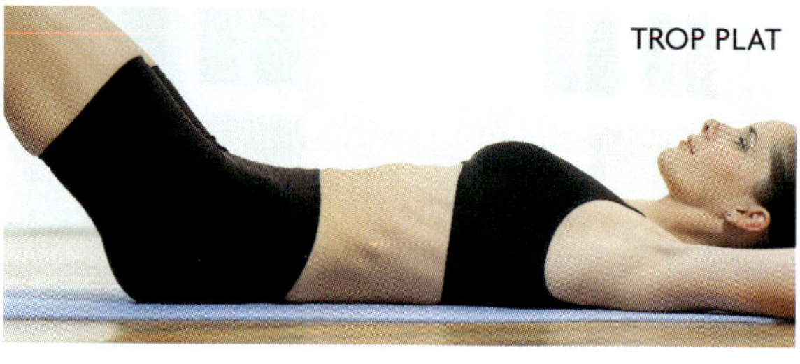

Lorsque vous faites des exercices au sol, la position idéale pour votre dos est la position neutre de la colonne vertébrale : c'est elle qui exerce le moins de tensions sur la colonne. Contrairement à ce que l'on croit souvent, la colonne vertébrale ne devrait jamais reposer à plat sur le sol lorsqu'on est allongé. Elle devrait toujours respecter la courbe naturelle de la chute des reins.

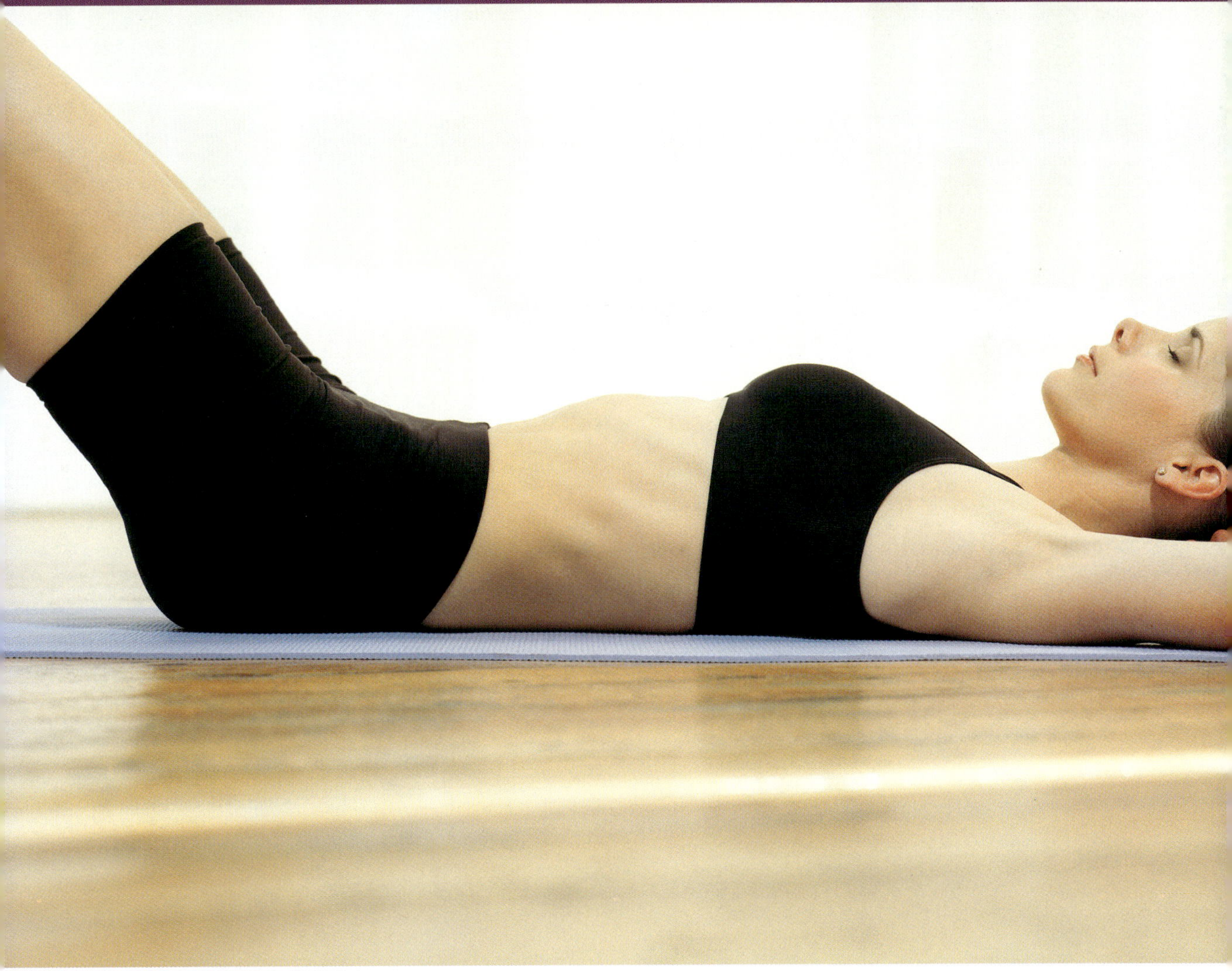

Les muscles du plancher pelvien (ou périnée)

Les muscles du plancher pelvien sont essentiels à la stabilité posturale parce qu'ils sont connectés aux muscles abdominaux. Ils doivent donc toujours travailler lorsque vos abdominaux sont sollicités. Lorsque le périnée manque de tonicité, la posture s'effondre et des maux de dos peuvent alors survenir.

1 Allongez-vous au sol sur le dos, les jambes tendues et écartées de la largeur des hanches. Placez les bras le long du corps. Maintenant, imaginez-vous en train d'uriner et d'interrompre le flux en cours. Vous utilisez pour cela les muscles du périnée.

2 Contractez ces muscles. Vous devez sentir le périnée remonter vers le ventre. Tenez pendant quatre temps et relâchez.

Répétez cet exercice dix fois.

CONSEILS

Si vous avez du mal à localiser les muscles du plancher pelvien avec cette méthode, essayez de les trouver en serrant les fesses, mais prenez soin de garder la colonne vertébrale en position neutre.

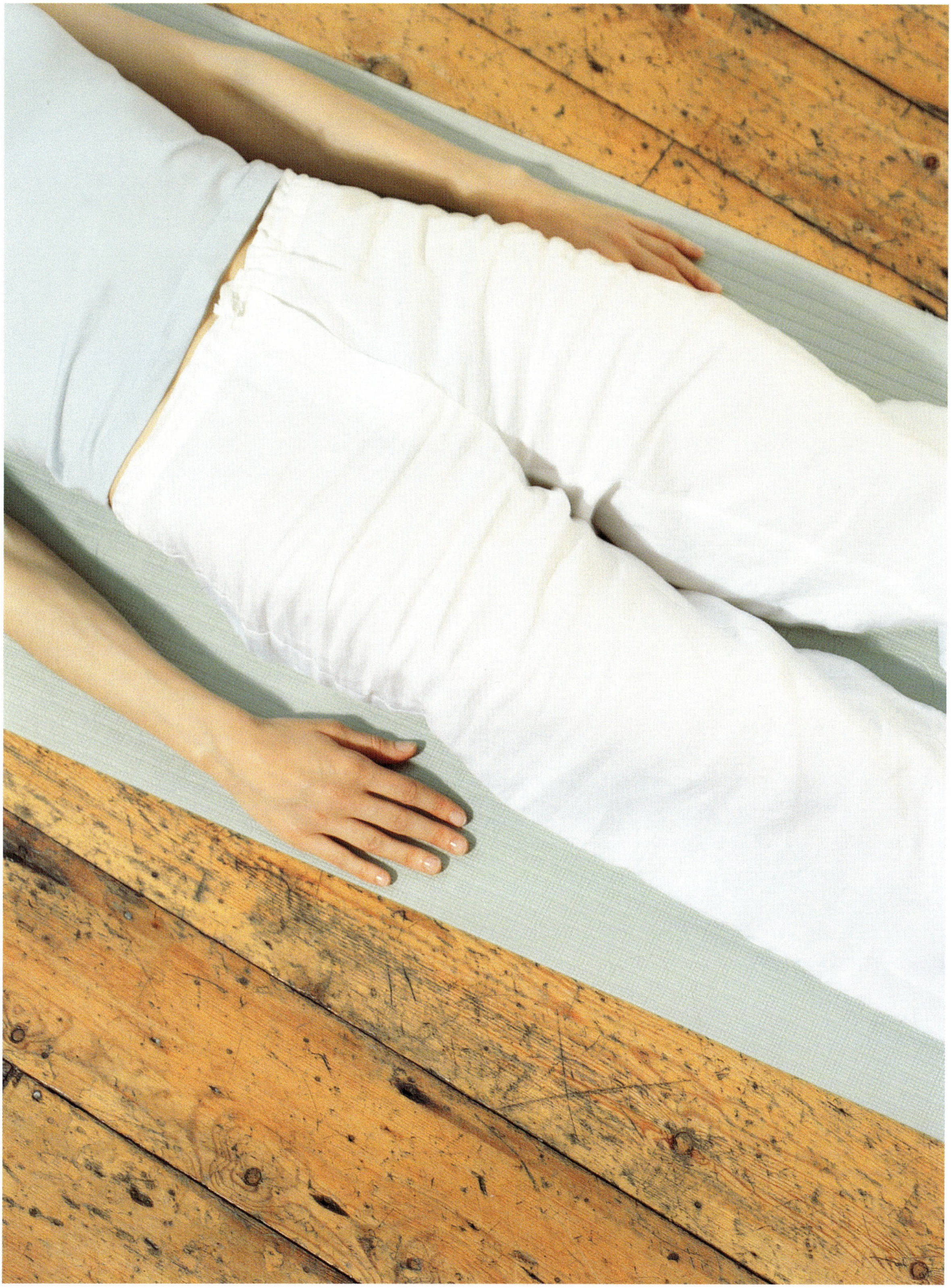

Allongement du cou

Dans la méthode Pilates, il est essentiel de bien positionner le cou pour prévenir les blessures. Que vous soyez allongé, debout ou assis, imaginez toujours votre menton se rapprocher du cou et le sommet de la tête être tiré vers le haut par une ficelle (si vous faites cela correctement, votre corps adoptera automatiquement une position posturale forte).

1 Allongez-vous au sol sur le dos, les genoux pliés à angle droit, les pieds parallèles et écartés de la largeur des hanches.

2 Basculez le menton en direction de la poitrine et inspirez. En expirant, imaginez votre cou s'allonger depuis la colonne vertébrale (mais n'exagérez pas le mouvement).

3 Pour étirer encore plus le cou, restez dans la même position et effectuez des petits huit avec le nez.

Répétez les cercles cinq fois dans un sens et cinq fois dans l'autre.

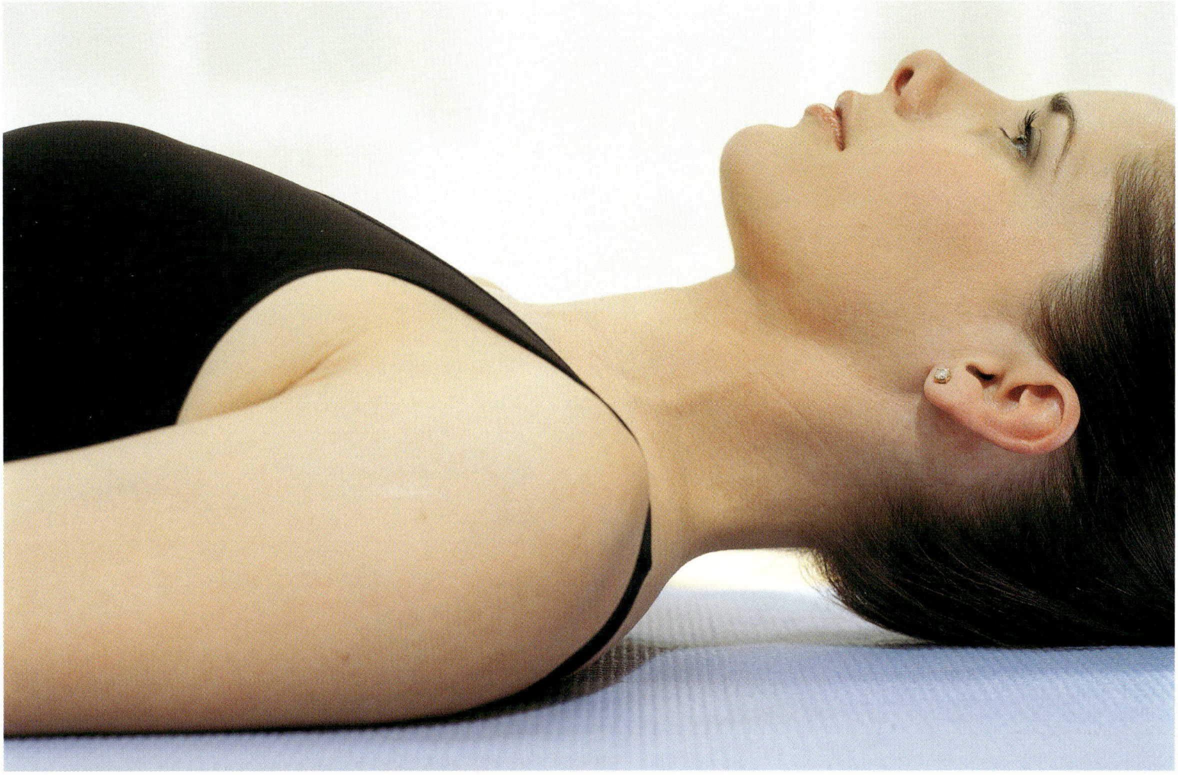

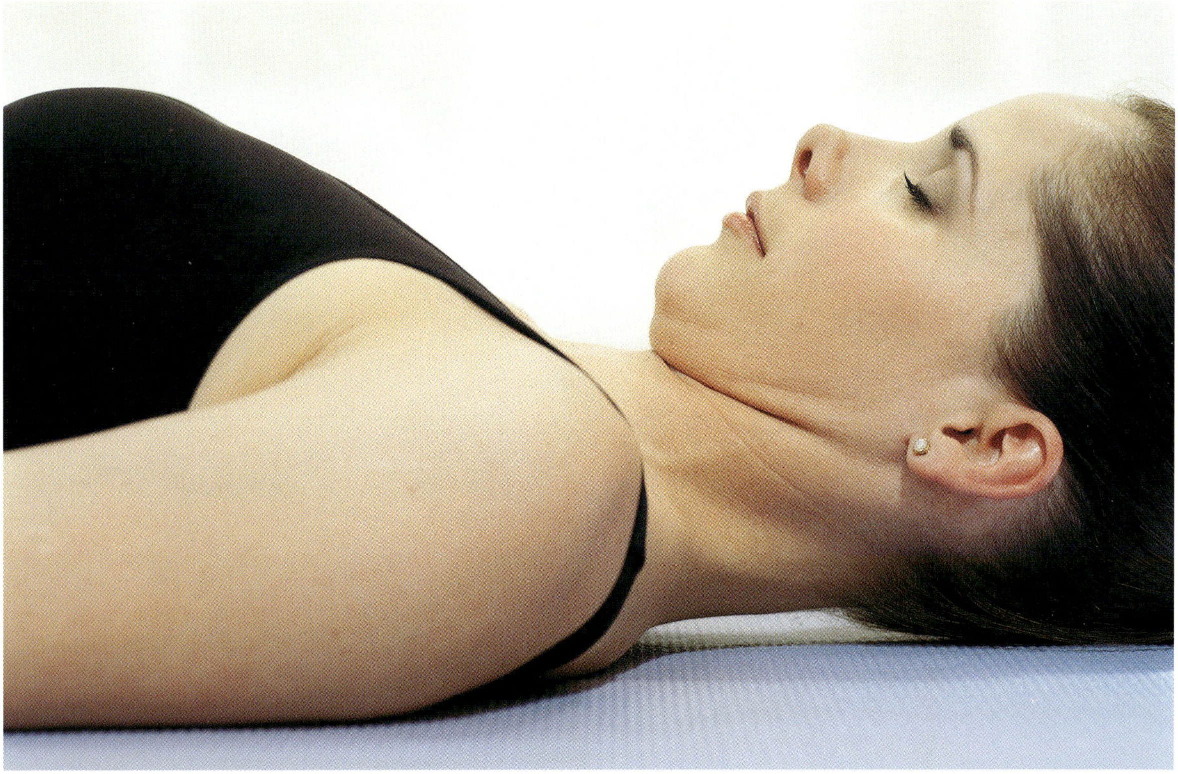

Stabilisation des épaules

De nombreuses personnes souffrent des épaules et du cou car elles ne tiennent pas leurs omoplates stables lorsqu'elles lèvent les bras. Pendant une grande partie de la journée, leurs épaules sont soulevées et restent contractées dans une position au lieu d'être détendues. Dans la méthode Pilates, on commence toujours les exercices de bras en faisant glisser les omoplates le long du dos afin de stabiliser les épaules.

1 Pour trouver la position, tenez-vous debout face à un miroir, les bras le long du corps. Avant de commencer, faites glisser les omoplates le long du dos.

2 Puis levez un bras au-dessus de la tête, en gardant les épaules abaissées.
Vous ne devez pas ressentir de tension dans l'épaule. Maintenez un large espace entre votre oreille et votre épaule.

Répétez cet exercice avec l'autre bras.

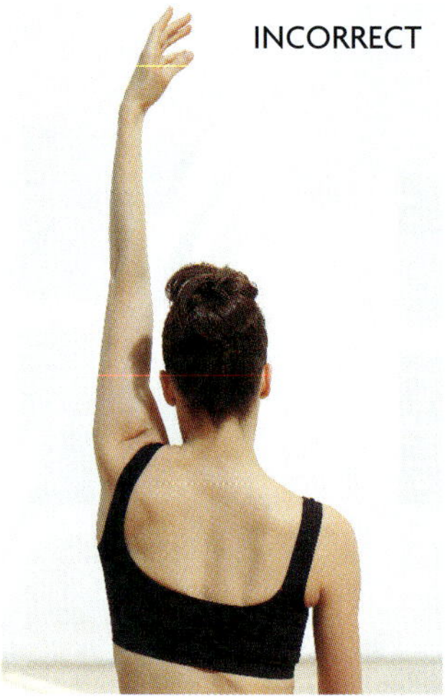

INCORRECT

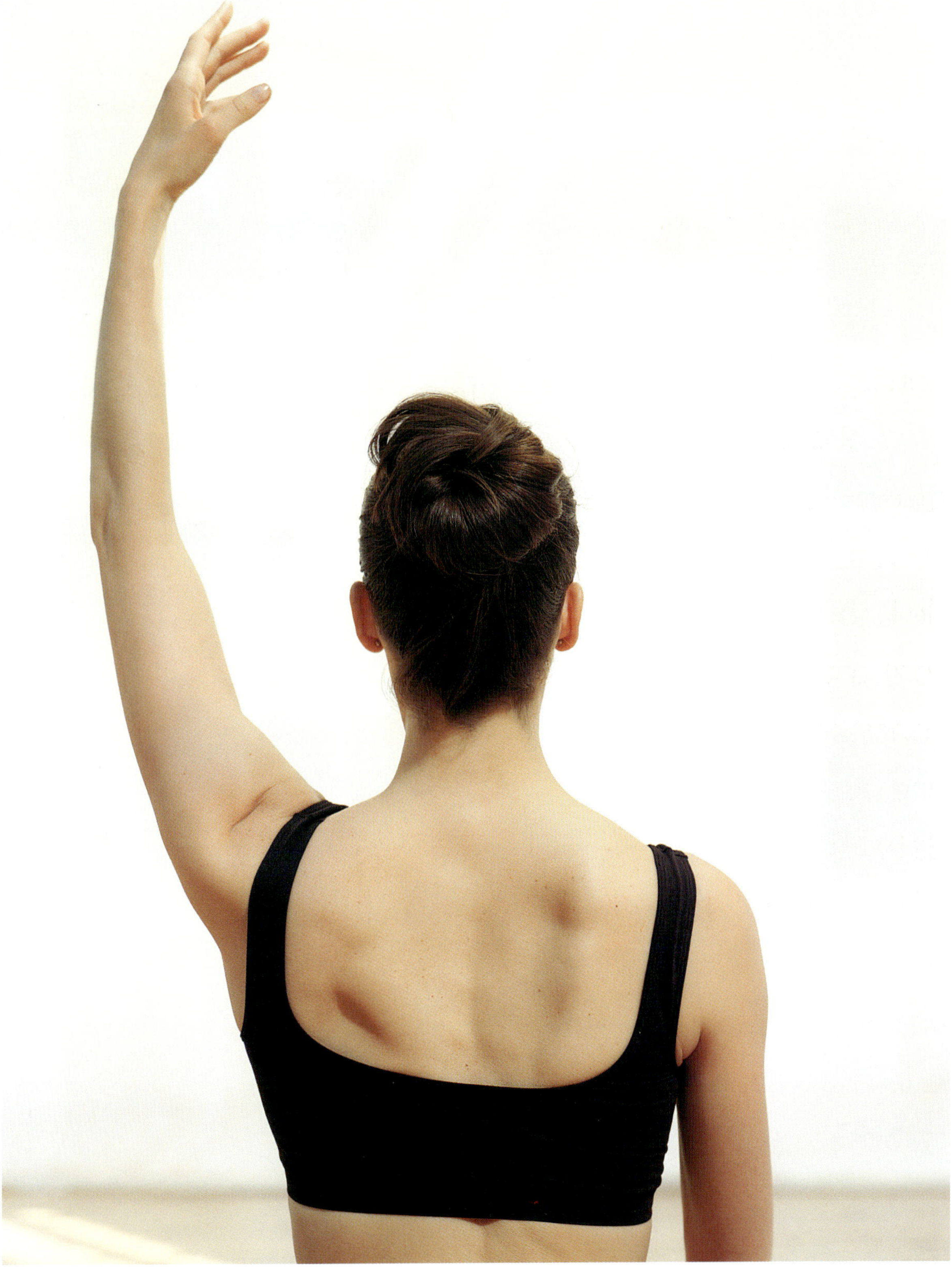

Rotation de la jambe

On pense souvent, lorsqu'on fait des rotations de la jambe, que le mouvement vient du pied, alors qu'il part en réalité de l'articulation de la hanche. Pour bien comprendre le mouvement, allongez-vous sur le sol, les mains sur les hanches. Faites faire des rotations à vos jambes en vous concentrant sur le haut des cuisses. Faites les tourner vers l'extérieur, vers le bas puis en demi-cercle avant de les reposer. Les muscles de l'intérieur des cuisses doivent aussi travailler.

1 Allongez-vous sur le sol, les jambes tendues. Puis fléchissez une jambe et soulevez le pied du sol en ramenant le genou vers la poitrine (gardez l'autre jambe droite au sol). Tenez le genou à deux mains et faites-lui faire un cercle dans l'air.

Seule la hanche de la jambe en mouvement doit bouger. L'autre hanche doit rester au sol. Appuyez sur cette dernière avec une main si elle bouge.

Effectuez dix cercles de chaque côté.

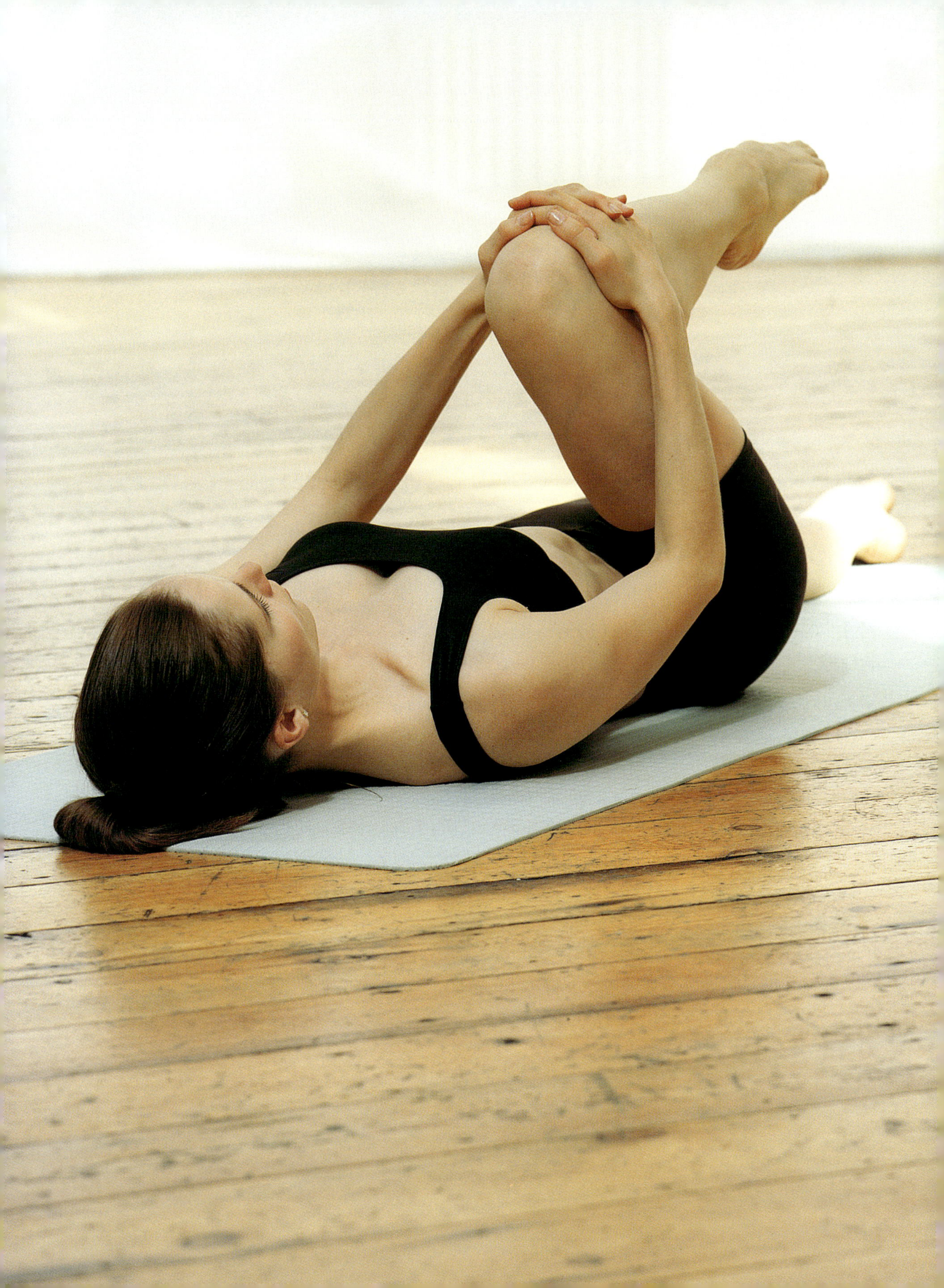

La connexion esprit-corps

Comme le yoga et d'autres méthodes d'exercice holistiques, le Pilates repose sur une forte connexion entre le corps et l'esprit. En vous concentrant sur certains muscles particuliers au cours de vos exercices, vous favorisez leur allongement et leur renforcement. Il est important d'avoir conscience de la manière dont vous tenez votre corps et le faites bouger, afin d'inciter vos muscles à travailler dans tout leur éventail de mouvements.

1. Placez-vous debout, droit, les pieds parallèles et écartés de la largeur des hanches, le nombril rentré en direction de la colonne vertébrale, les côtes abaissées (imaginez-les, sur l'avant du buste, en train de glisser vers le bas), les épaules détendues et la tête dans l'alignement de la colonne vertébrale.

2. Inspirez et basculez la tête vers la poitrine. En expirant, laissez tomber les bras vers l'avant et enroulez-vous, vertèbre par vertèbre, en vous concentrant sur chacune d'elles les unes après les autres. Gardez les jambes tendues et prenez soin de ne pas vous balancer en avant ou en arrière pendant le mouvement. Laissez pendre la tête et approchez les mains le plus près possible du sol sans forcer.

3. Inspirez lorsque vous êtes en bas et tenez pendant deux temps. Puis expirez et, à l'aide des abdominaux, déroulez-vous pour revenir en position de départ.

Répétez cet exercice trois fois.

CONSEILS

Si vous avez l'impression de forcer, pliez légèrement les genoux.

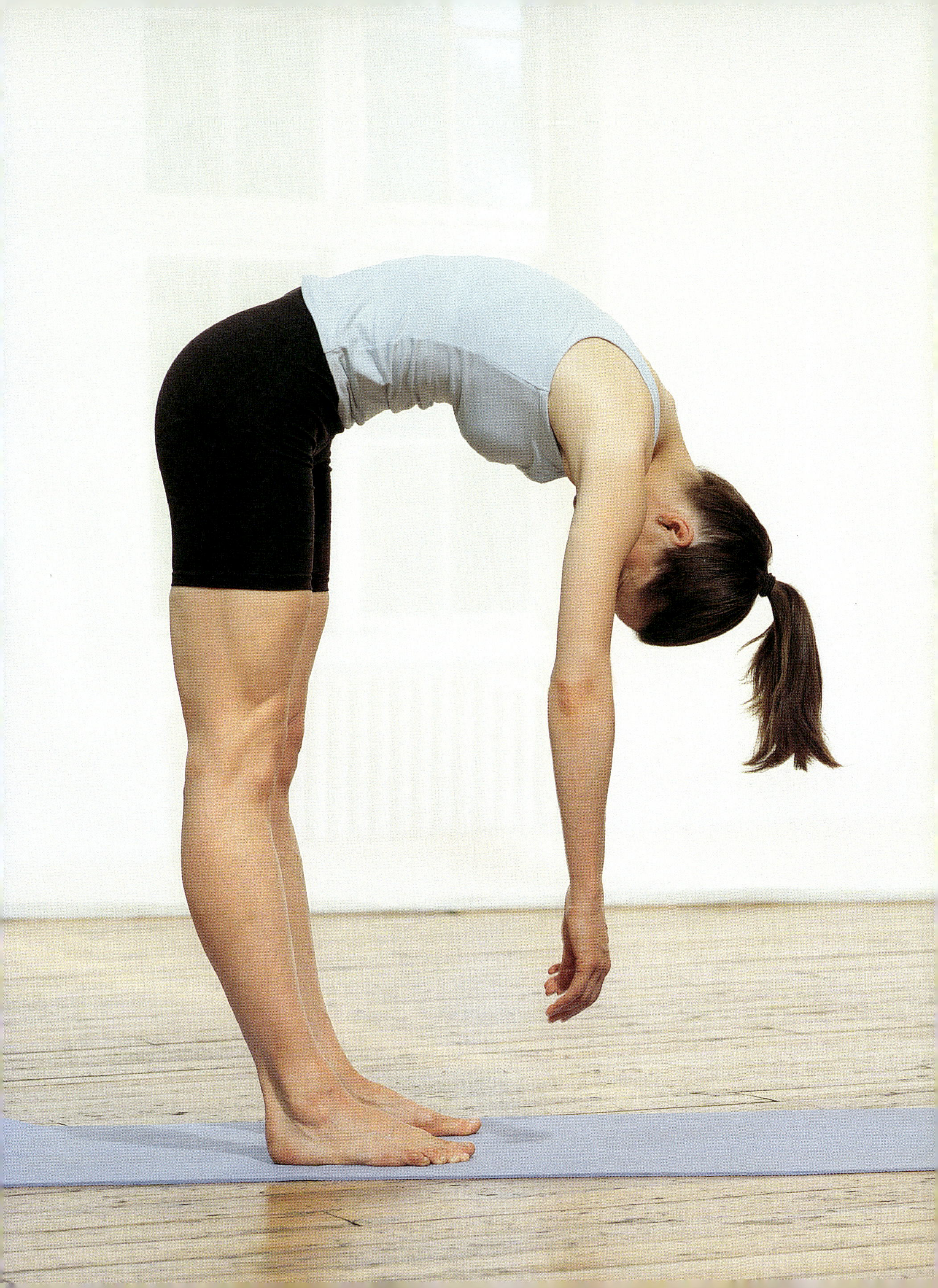

Ne cherchez pas à sauter cette partie. Il est très important de s'échauffer avant de commencer les exercices du programme. Si les muscles ne sont pas suffisamment étirés et échauffés, vous risquez de vous blesser et de ne pas faire les exercices correctement.

Idéalement, vous devriez pratiquer chaque jour des exercices d'étirement doux, même si vous ne faites pas le programme postural Pilates. Cela contribue à améliorer votre souplesse et permet ainsi à vos articulations et à vos muscles d'être plus mobiles lorsque vous faites de l'exercice. Avec l'âge, les muscles perdent de leur élasticité et vous devenez moins souple. Il est donc important et bénéfique de s'étirer régulièrement et fréquemment. À défaut, vos muscles deviendraient de plus en plus raides.

Échauffement/ Assouplissement

Prenez garde cependant à ne pas vous échauffer à moitié ou trop longtemps : dix minutes suffisent. Les échauffements ont pour objet de faire bouger le corps en douceur et d'assouplir les articulations, afin de préparer les vrais exercices. Ainsi, par exemple, le jogging sur place est un excellent échauffement, au même titre que les exercices de cette partie. Bien entendu, il ne s'agit pas la première fois de se mettre à sauter dans tous les sens dès le lever du lit. L'essentiel est de rester modéré et de pratiquer des étirements naturels qui conviennent à votre corps ; n'allez donc pas au-delà de vos capacités et ne vous imposez pas des positions douloureuses ou trop inconfortables.

Pensez à bien respirer pendant les étirements ; cela vous aidera à tenir en position et à vous allonger.

Enroulement avant assis

L'objectif de cet exercice est de réveiller la colonne vertébrale et de la faire bouger vertèbre par vertèbre, pour ouvrir et étirer le dos.

1 Asseyez-vous le dos droit sur une chaise ou sur votre lit, les pieds posés fermement sur le sol, parallèles et écartés de la largeur des hanches. Rentrez doucement le nombril vers la colonne vertébrale ; cela permet d'activer les muscles abdominaux et vous aide à vous tenir droit.

2 Inspirez. En expirant, laissez tomber le menton vers la poitrine et enroulez votre buste. Imaginez chaque vertèbre en mouvement, l'une après l'autre (vous ne pourrez peut-être pas vous enrouler beaucoup au début).

3 Lorsque vous ne pouvez plus descendre, inspirez, puis déroulez-vous lentement pour revenir en position de départ.

Répétez cet exercice dix fois.

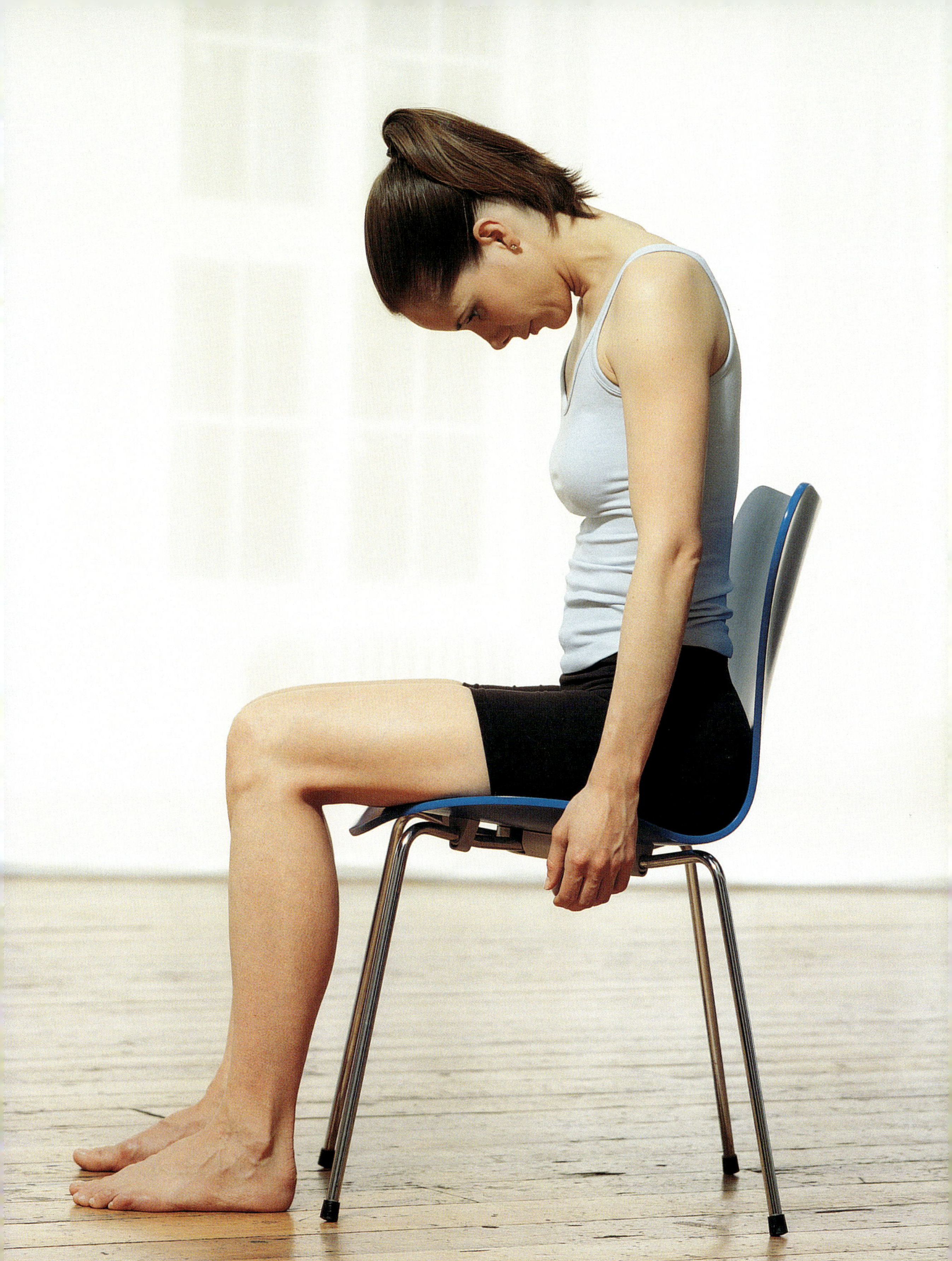

Roulements des épaules

Nous marchons, pour la plupart, les épaules voûtées. Cet exercice permet de mobiliser les épaules et détendre le haut du dos.

1 Tenez-vous debout, bien droit, les bras le long du corps.

2 Remontez les épaules vers les oreilles et faites les rouler vers l'arrière. Faites-leur faire un tour complet pour revenir en position de départ. Respirez normalement et prenez soin d'abaisser les omoplates pendant le mouvement.

Recommencez cet exercice en faisant tourner cette fois les épaules vers l'avant.

Faites dix tours dans un sens et dix dans l'autre.

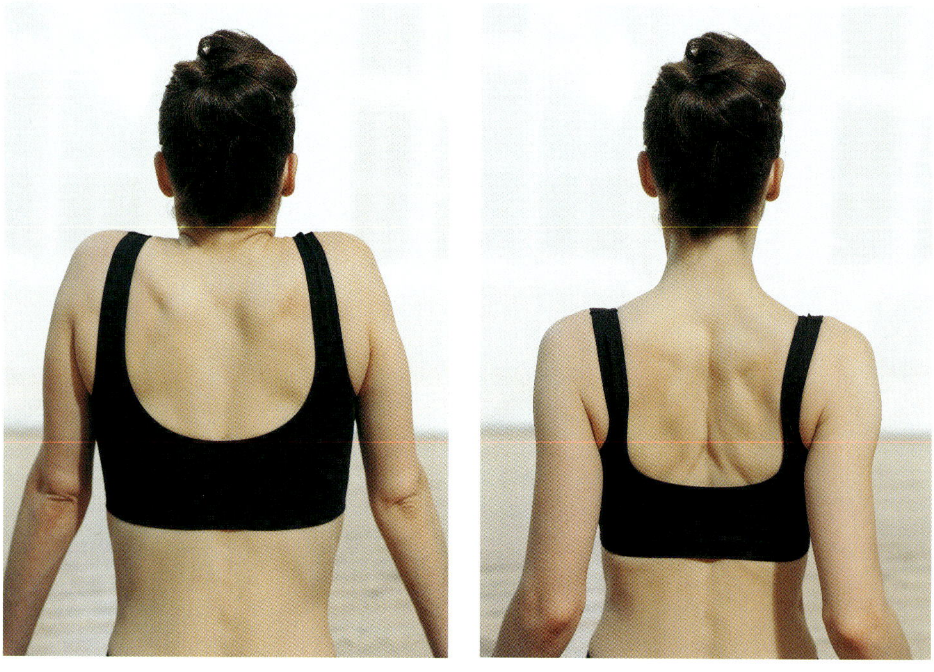

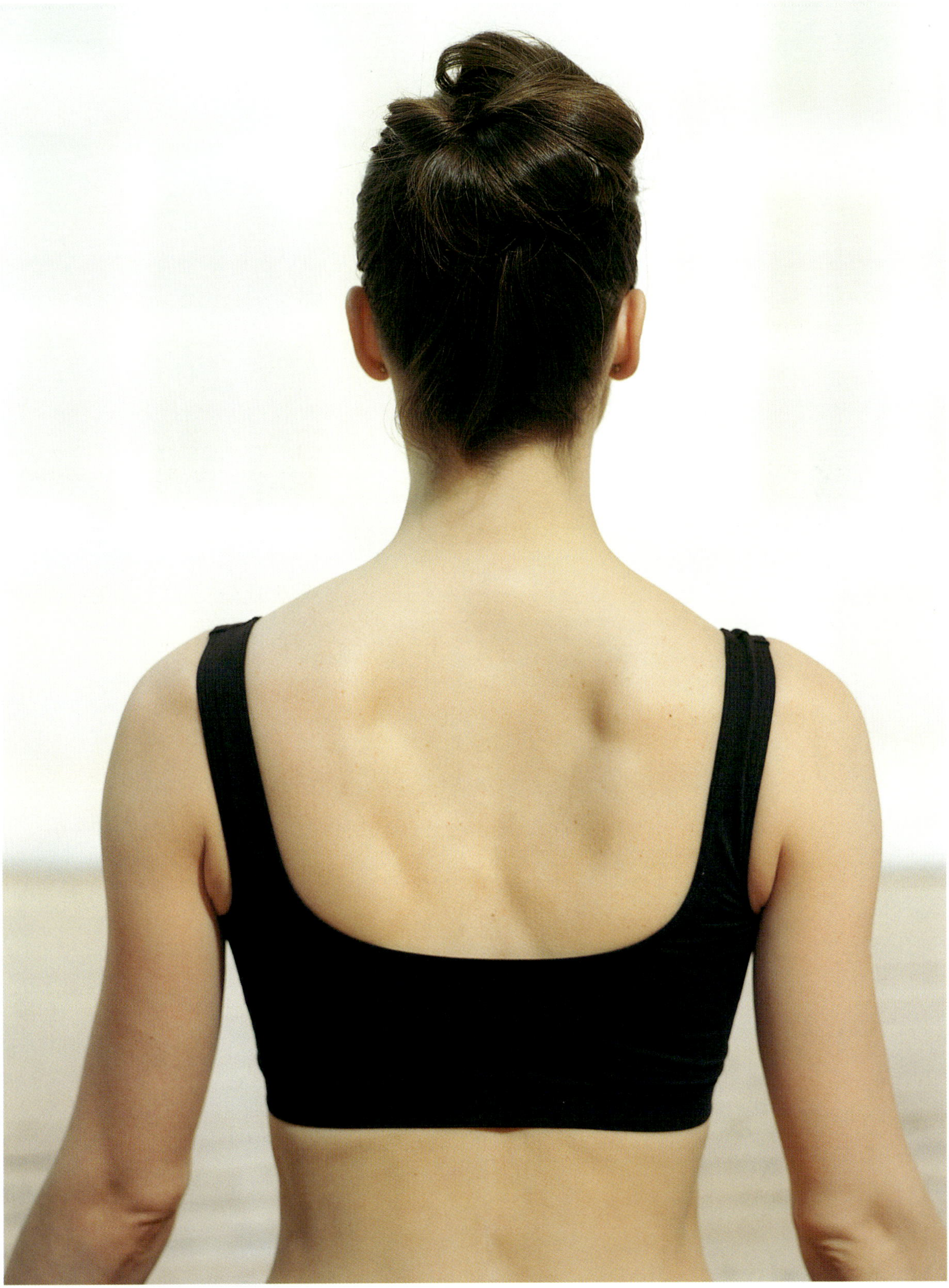

Étirements du cou (I)

1 Tenez-vous droit, assis en tailleur sur le sol, le ventre rentré et le menton abaissé vers le cou (de sorte que cela vous fasse un double menton).

2 Inspirez et laissez tomber le menton vers la poitrine. Expirez et conservez cette position pendant dix secondes.
Vous devez sentir l'étirement de la nuque et de la colonne vertébrale.

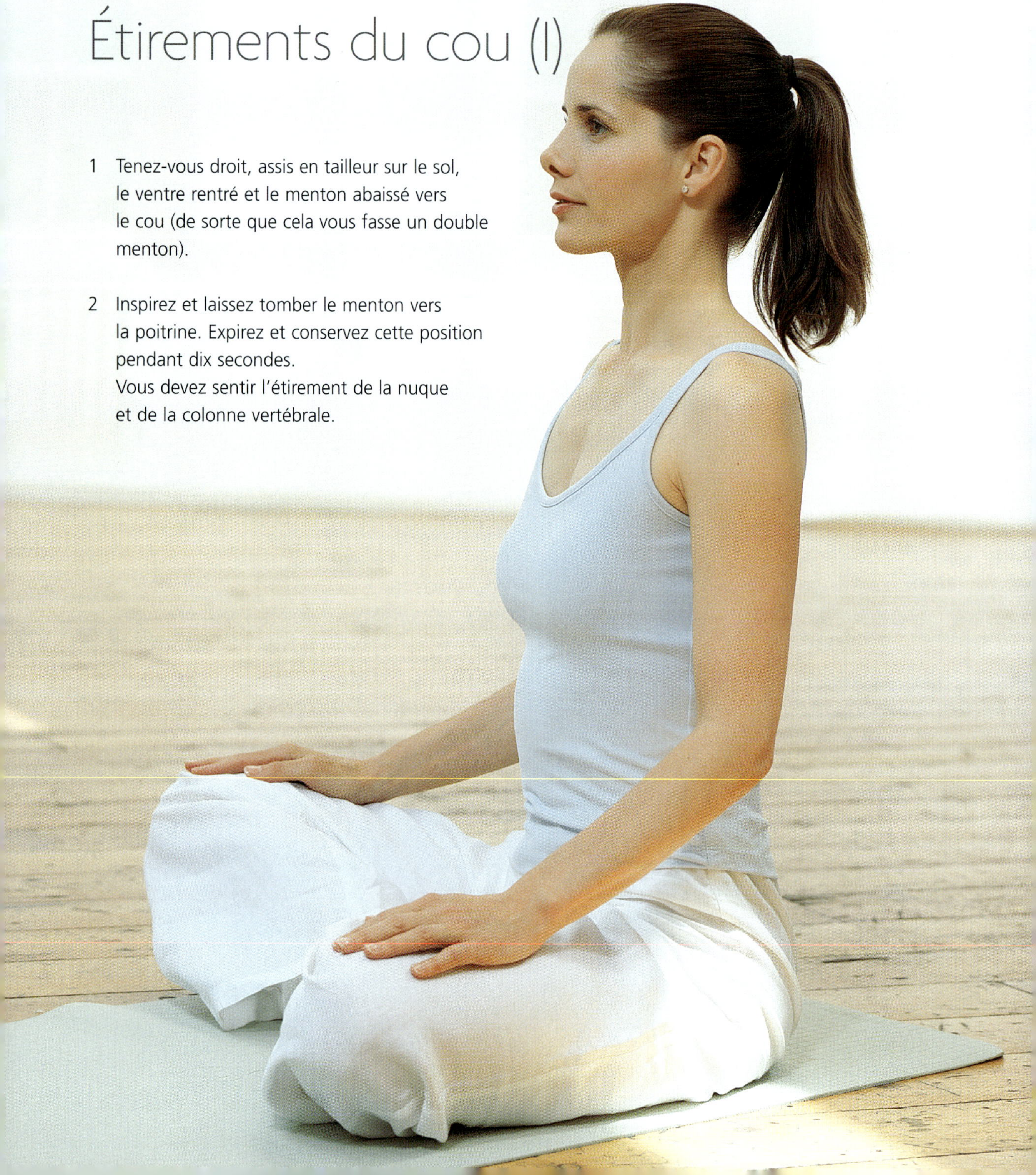

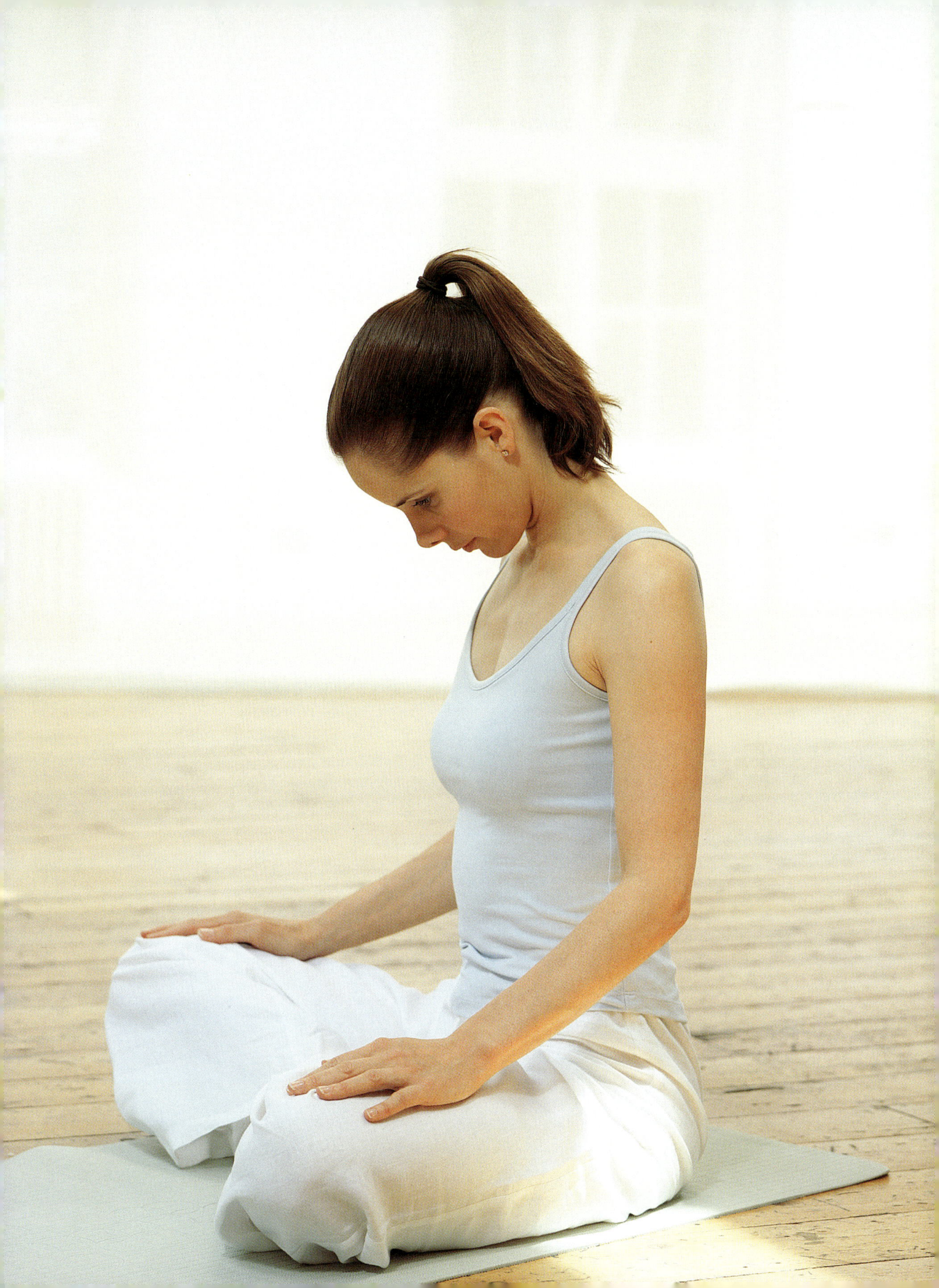

Étirements du cou (II)

Un excellent étirement pour tous ceux qui sont assis à leur bureau toute la journée ou qui souffrent de torticolis ou de raideurs dans les épaules.

1 Assis sur le sol, tenez-vous droit, le ventre rentré. Inspirez et inclinez la tête vers la gauche. Expirez et conservez cette position pendant dix secondes (vous devez sentir l'étirement du côté droit du cou et de la colonne vertébrale).

2 Revenez en position de départ et recommencez l'exercice de l'autre côté.

Répétez cet exercice trois fois de chaque côté, en changeant de côté à chaque fois.

CONSEILS

Pour un travail plus avancé, vous pouvez, lorsque vous inclinez la tête vers la gauche, poser la main gauche sur l'oreille droite et laisser le poids de la main tirer votre tête vers l'épaule. Faites la même chose de l'autre côté.

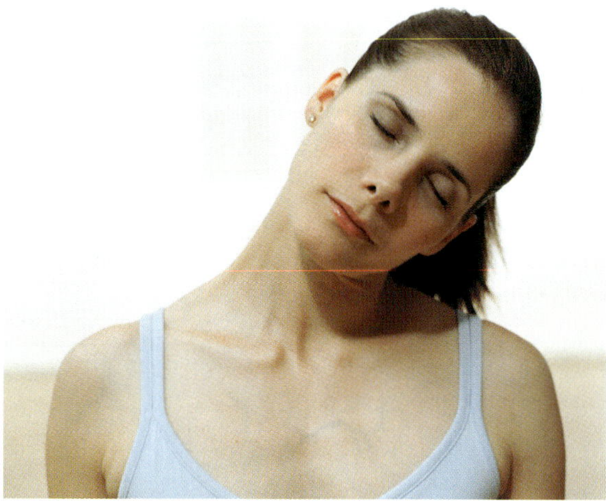

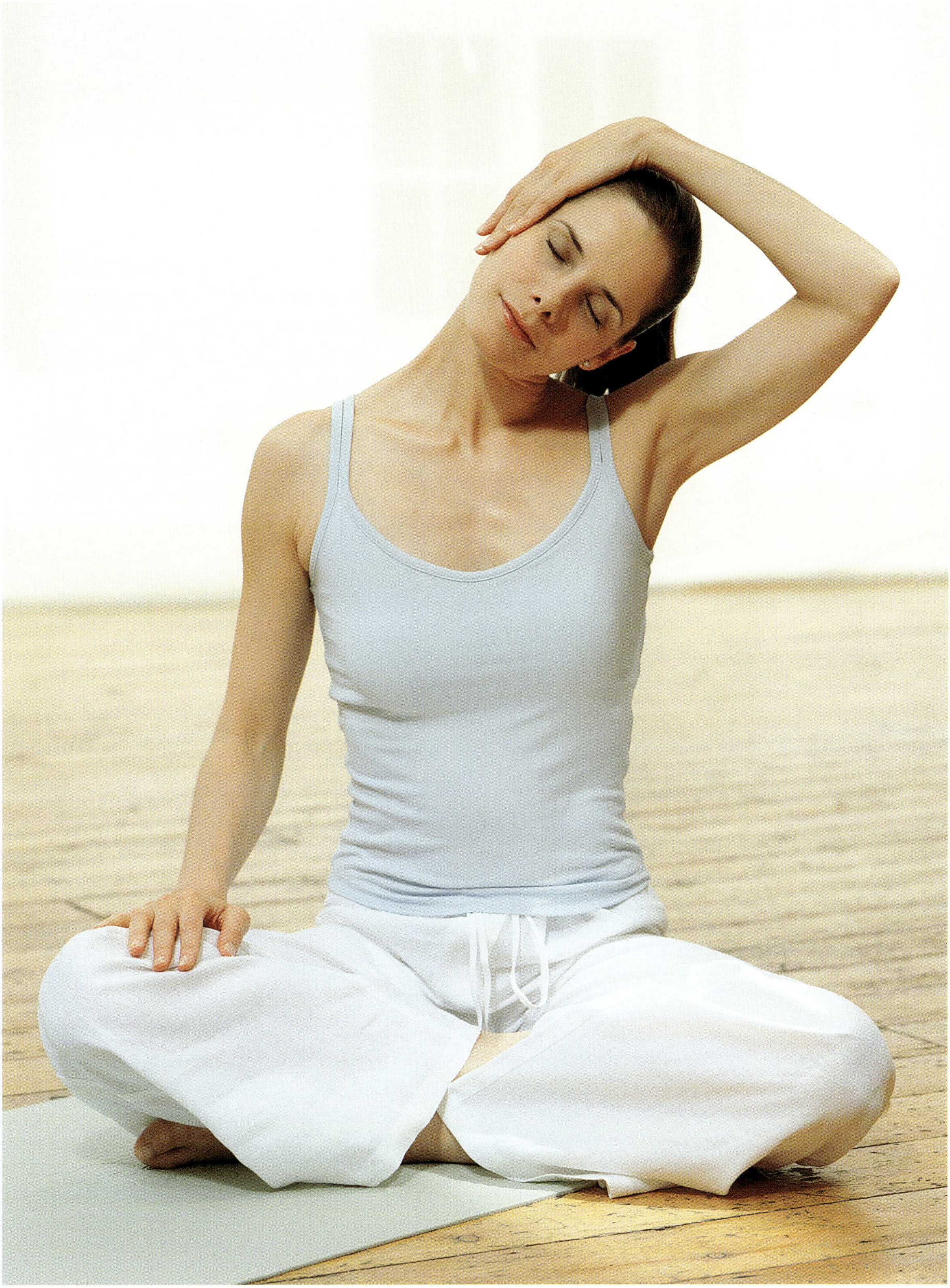

Le pont

Un exercice de base d'échauffement du bas du dos qui réveillera votre colonne vertébrale.

1 Allongez-vous sur le dos sur un tapis de sol, les genoux pliés à angle droit, les pieds parallèles et écartés de la largeur des hanches, les bras le long du corps.

2 Expirez et contractez le périnée, les abdominaux et les fessiers. Décollez lentement la colonne vertébrale du tapis, une vertèbre après l'autre, jusqu'à ce que les hanches soient dans l'alignement des genoux.

3 Inspirez et maintenez le corps parfaitement immobile.

4 Expirez et, à l'aide des abdominaux, déroulez lentement votre colonne vertébrale, en abaissant une vertèbre après l'autre. Gardez les fesses soulevées jusqu'à la dernière minute puis laissez-les s'enfoncer dans le sol.

Répétez cet exercice dix fois.

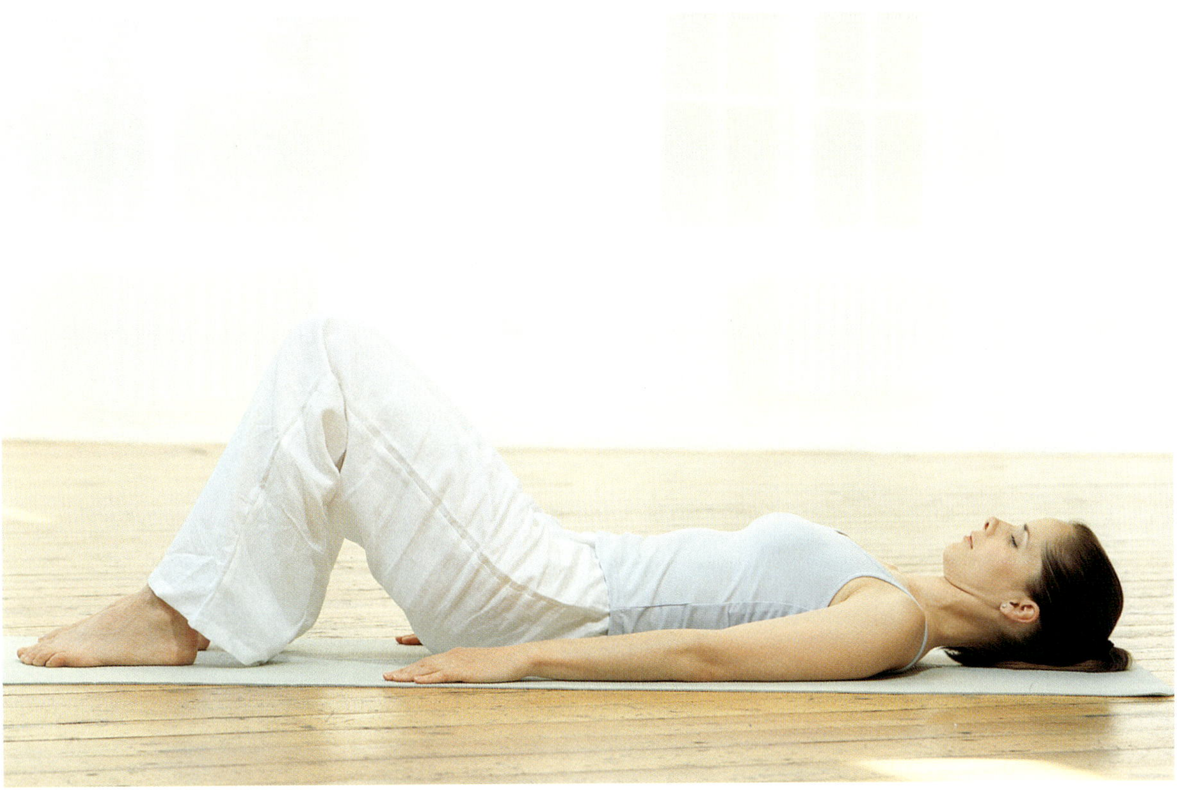

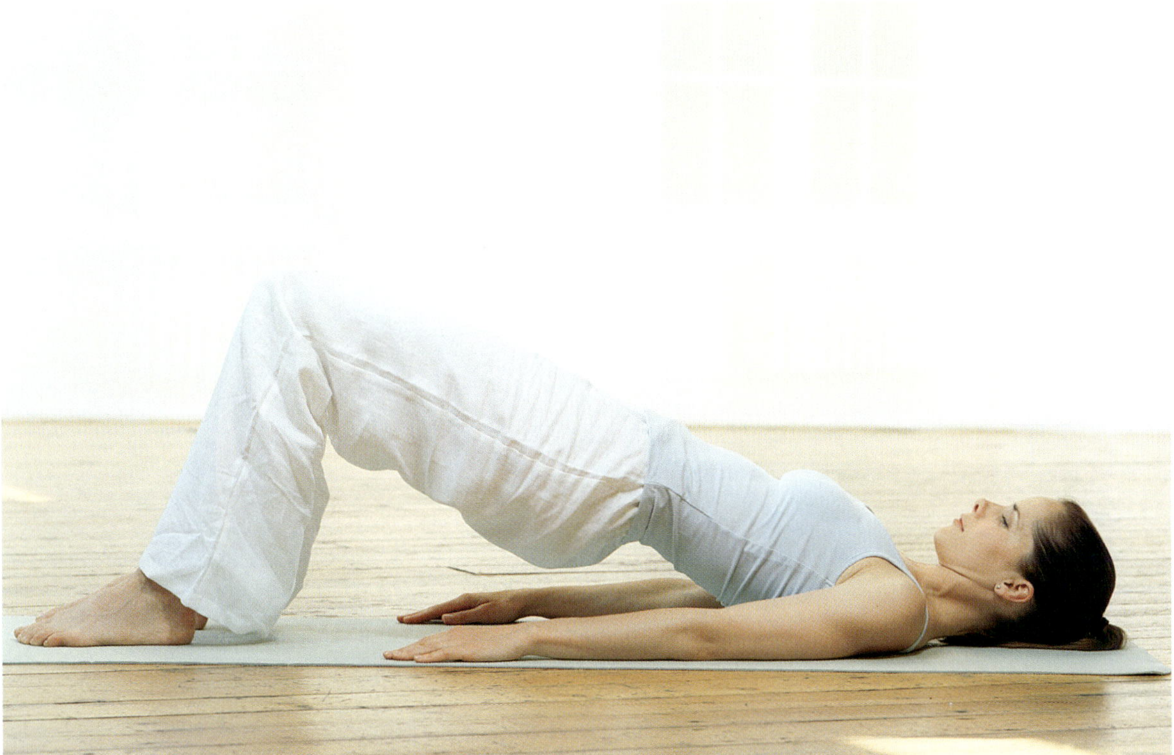

L'horloge pelvienne

Il est possible que vous ne ressentiez rien, mais il s'agit d'un exercice très puissant pour les muscles abdominaux.

1 Dans cet exercice, vous ne bougez pas physiquement mais devez imaginer le mouvement. Commencez par vous allonger au sol sur le dos, les genoux pliés à angle droit, les pieds parallèles et écartés de la largeur des hanches, les bras le long du corps.

2 Inspirez et visualisez une de vos hanches se déplacer vers le haut puis vers le nombril, tourner vers l'autre côté et redescendre vers le pubis. Lorsque vous saisissez la sensation, accélérez et recommencez dix fois.

Après avoir travaillé cet exercice un certain nombre de fois, vous sentirez finalement un mouvement de ces muscles, sans pour autant bouger le corps.

Répétez cet exercice dix fois de l'autre côté.

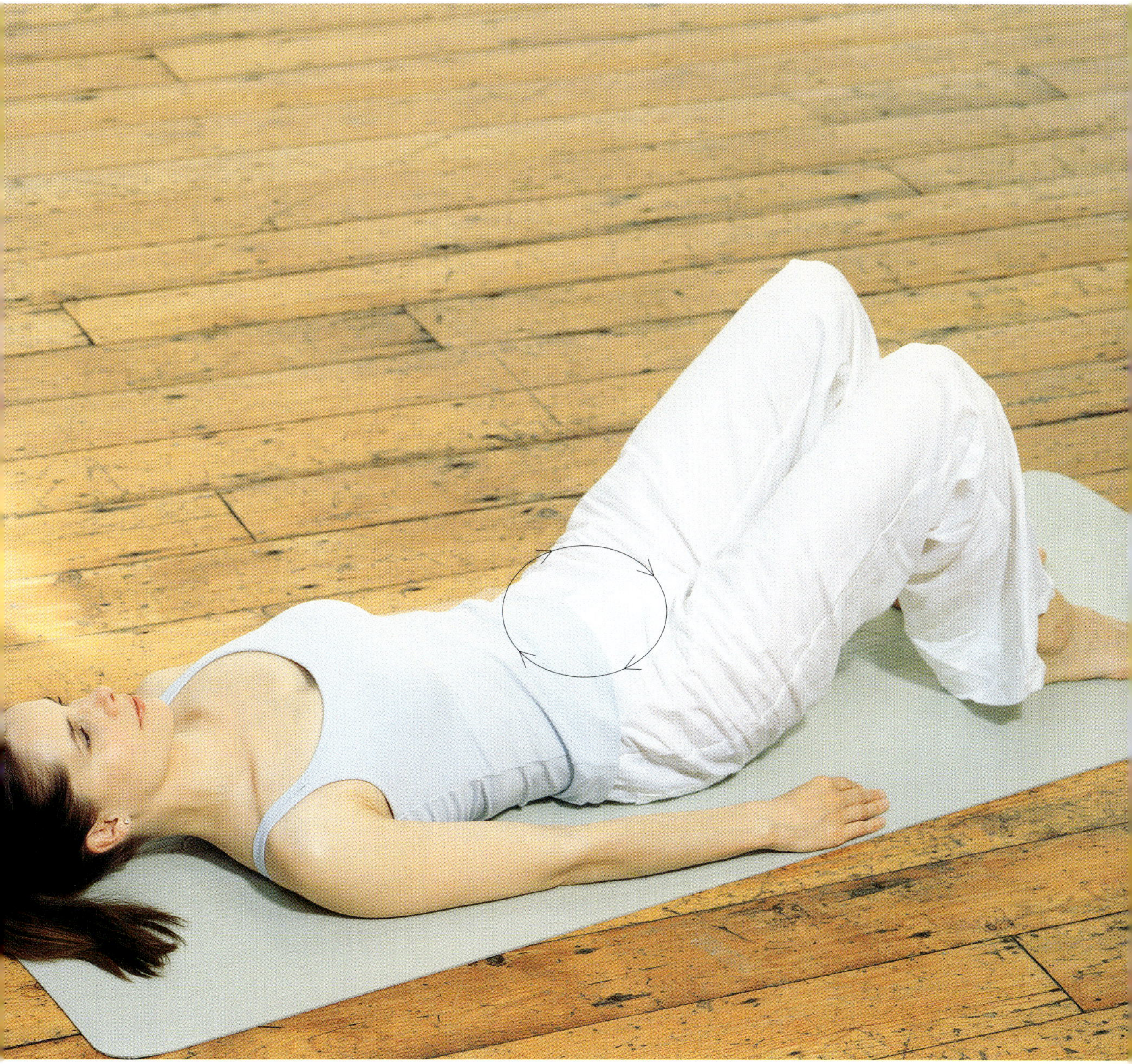

Étirement genoux sur poitrine

1. Allongez-vous sur le dos, les genoux joints et pliés à angle droit. Placez un coussin sous les fesses, amenez les genoux vers la poitrine et maintenez-les en place à l'aide des mains. Les fesses doivent juste reposer sur le coussin.

2. Inspirez et tirez lentement les genoux vers la poitrine, en rentrant le ventre en même temps.

3. Pour favoriser un meilleur étirement de la colonne vertébrale, expirez et imaginez-vous vous allonger de la tête au coccyx.

4. Inspirez et relâchez votre colonne vertébrale. Laissez votre coccyx retomber dans le coussin.

   Répétez cet exercice cinq fois.

Un merveilleux étirement du bas du dos.

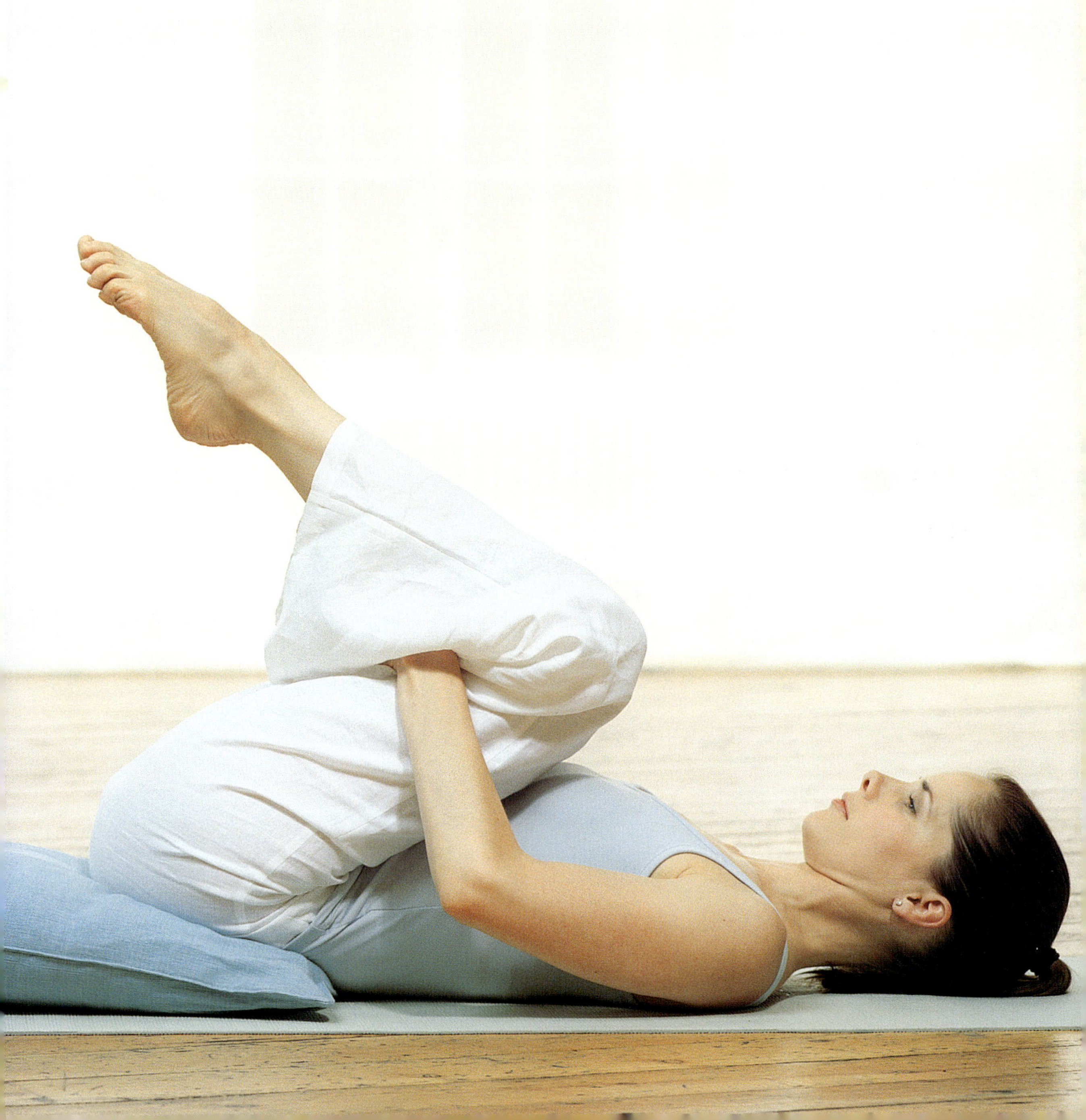

Bascule des genoux (I)

Allongez-vous sur le dos, les genoux joints et pliés à angle droit.

1 Étendez les bras sur le côté à la hauteur des épaules (ne laissez pas les épaules remonter vers les oreilles).

2 En inspirant, rentrez le ventre et, à l'aide des muscles abdominaux, basculez les genoux d'un côté en prenant soin de conserver la hanche opposée ancrée au sol. N'essayez pas de poser les jambes au sol.

3 En expirant, remontez les jambes en position de départ à l'aide des muscles abdominaux. Recommencez de l'autre côté.

Répétez cet exercice cinq fois de chaque côté, en changeant de côté à chaque fois.

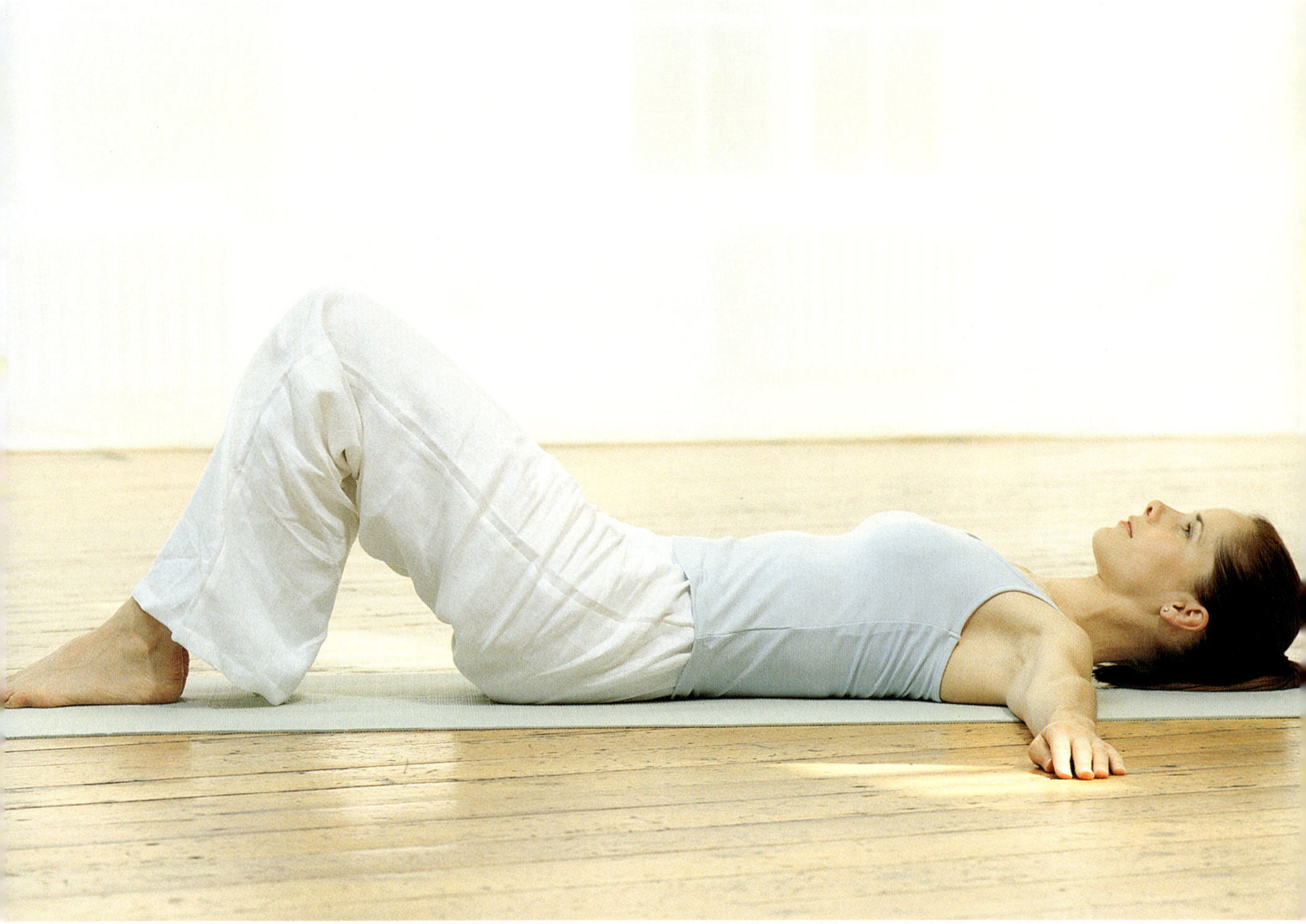

Le travail des obliques (les muscles abdominaux de côté) est souvent négligé. Cet exercice est donc parfait pour se muscler la taille.

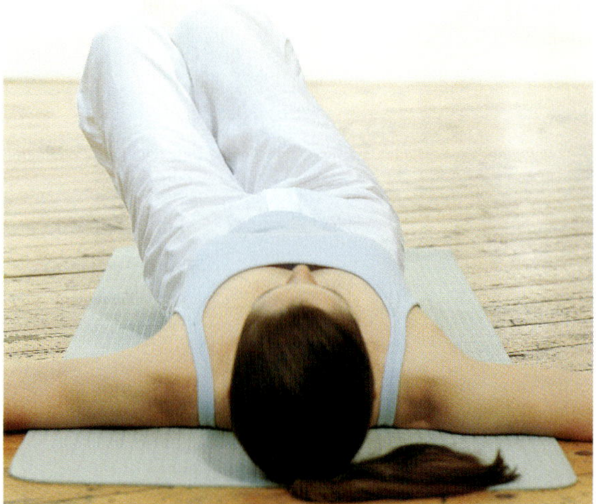

Bascule des genoux (II)

Voici un exercice plus avancé que l'exercice précédent de bascule des genoux, faisant travailler les muscles intérieurs des cuisses.

1 Allongez-vous sur le dos, les genoux pliés. Placez un coussin entre vos genoux et maintenez-le en place tout en levant les jambes à angle droit, de manière à ce que vos genoux soient au-dessus des hanches. Serrez les muscles intérieurs des cuisses pour tenir le coussin en place.

2 Étendez les bras sur le côté à la hauteur des épaules. En inspirant, rentrez le ventre et utilisez vos abdominaux pour faire basculer les genoux d'un côté (vous ne pourrez peut-être pas descendre beaucoup), en prenant soin de garder la hanche opposée ancrée au sol.

3 En expirant, revenez en position de départ à l'aide des muscles abdominaux. Recommencez de l'autre côté, en faisant attention de contrôler le mouvement et de conserver la colonne vertébrale immobile.

Répétez cet exercice cinq fois de chaque côté, en changeant de côté à chaque fois.

CONSEILS

Prenez soin de garder le ventre plat.

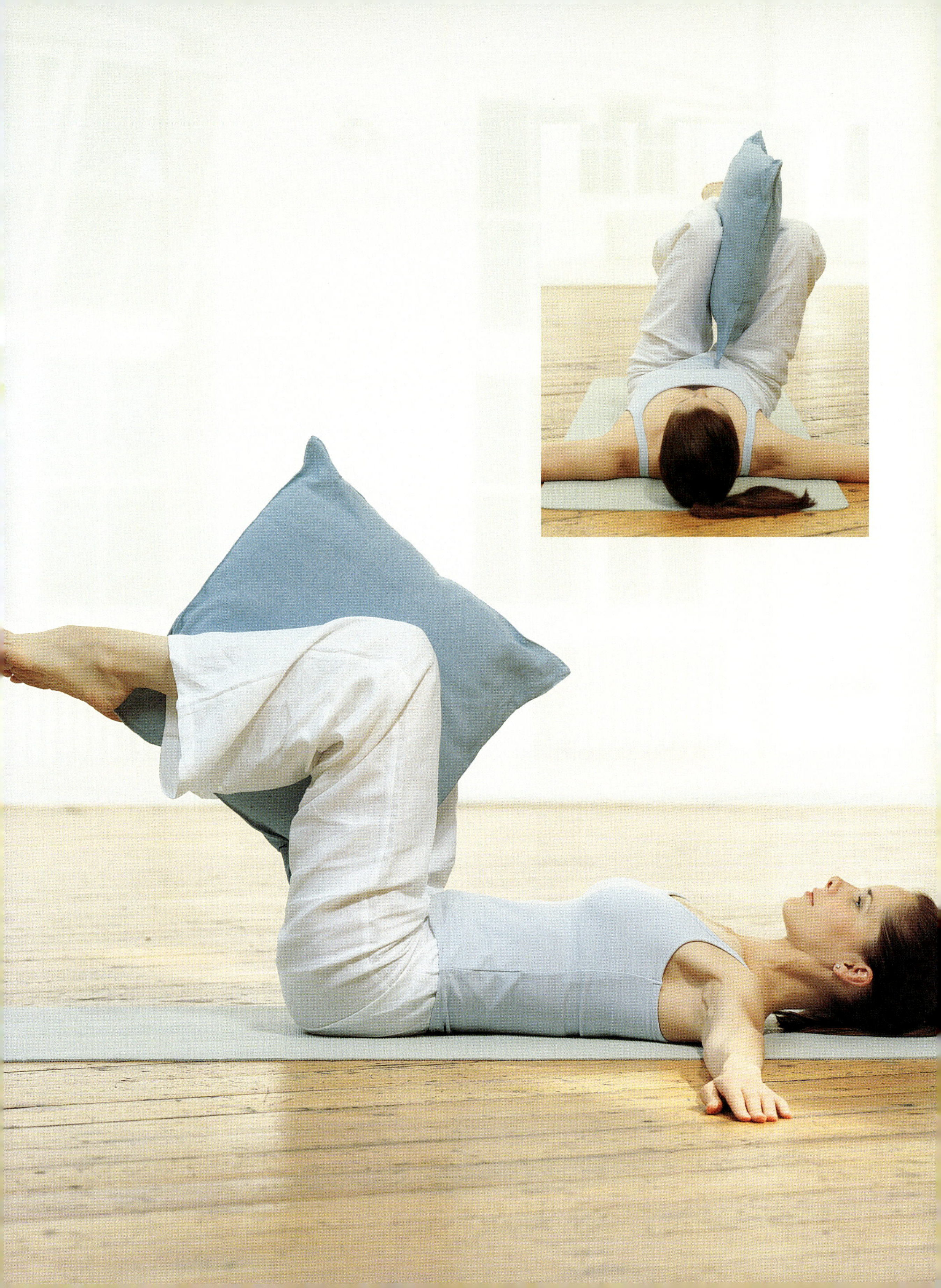

Remontée de la hanche

Cet exercice permet d'allonger les hanches et de bien étirer la colonne vertébrale.

1 Allongez-vous au sol sur le dos, les jambes tendues et écartées de la largeur des hanches. Les bras reposent le long du corps. Rentrez le ventre.

2 En gardant les jambes sur le sol, faites remonter une hanche vers la taille pendant que vous étirez l'autre jambe (imaginez la jambe s'écarter de l'articulation de la hanche) et pointez le pied vers le mur face à vous. Les jambes travaillent en opposition. Pendant qu'une jambe remonte, l'autre jambe s'allonge.

3 Expirez et revenez en position de départ. Recommencez de l'autre côté.

Répétez cet exercice cinq fois par jambe, en changeant de côté à chaque fois.

CONSEILS

Prenez soin de garder les côtes abaissées et de relâcher le buste.

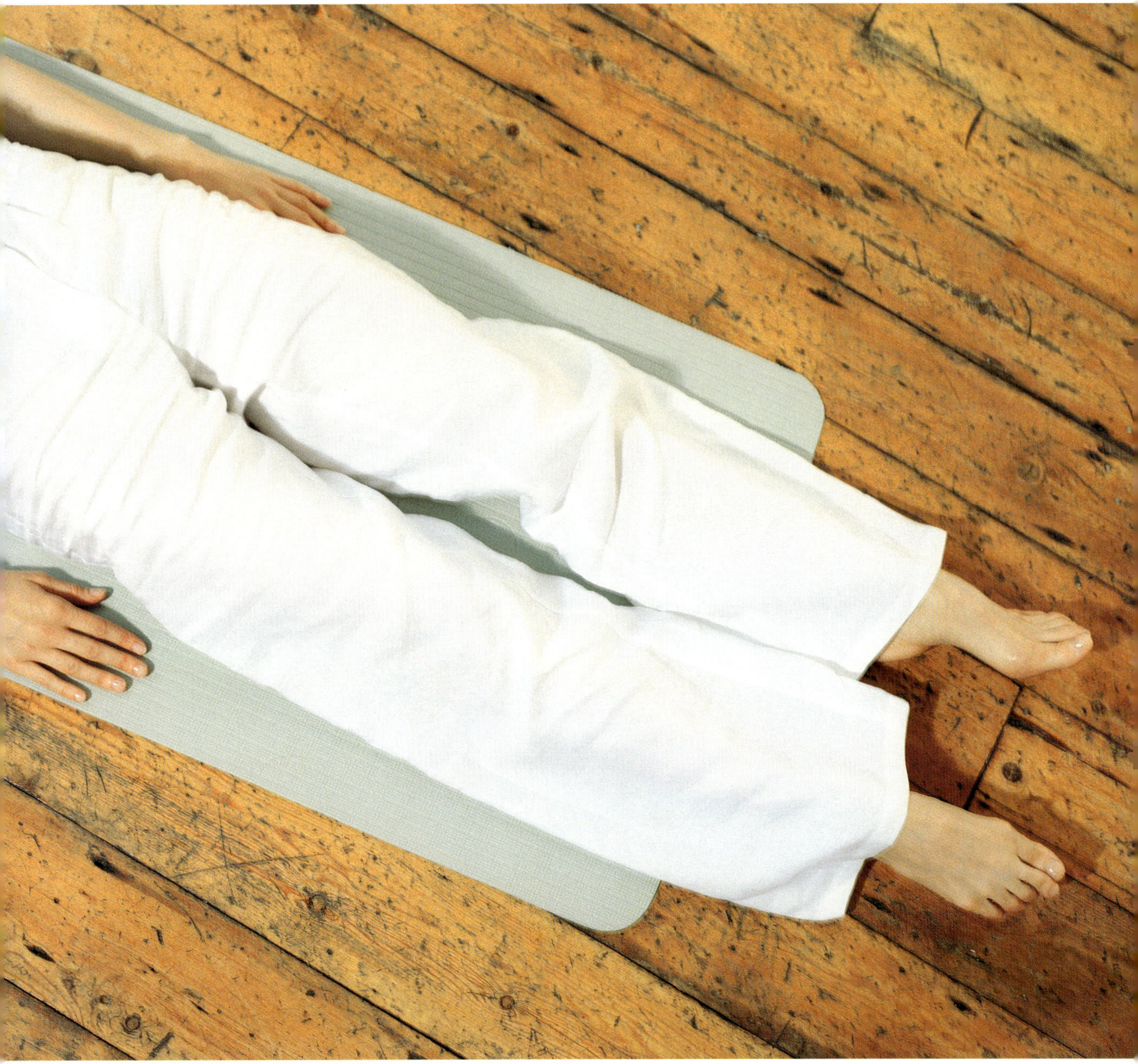

Étirement de la colonne vertébrale

1 Asseyez-vous le buste droit, les jambes tendues devant vous, les pieds fléchis et légèrement plus écartés que la largeur des hanches.

2 Tendez les bras devant vous à la hauteur des épaules. Inspirez et basculez le menton vers la poitrine, en arrondissant le dos et en rentrant le nombril vers la colonne. Imaginez votre corps faire un C géant.

3 Expirez et étirez les bras vers l'avant en direction des pieds (prenez soin de garder les hanches stables). Il est possible que vous n'alliez pas très loin au début, mais vous progresserez.

4 Inspirez et inversez le mouvement, en déroulant votre corps pour revenir du C en position de départ.

Répétez cet exercice cinq fois.

CONSEILS

Imaginez que vous arrondissez le haut du corps sur un gros ballon de plage posé sur vos cuisses, puis que vous vous déroulez contre un mur.

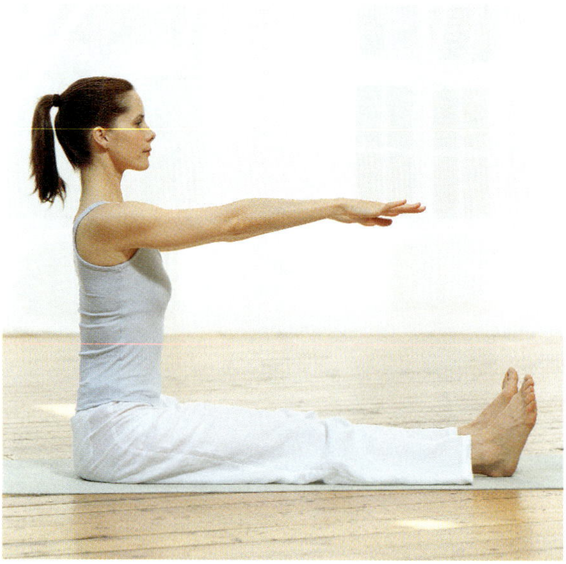

Un exercice extraordinaire d'assouplissement des ischio-jambiers. En progressant, vos mains finiront par dépasser vos orteils.

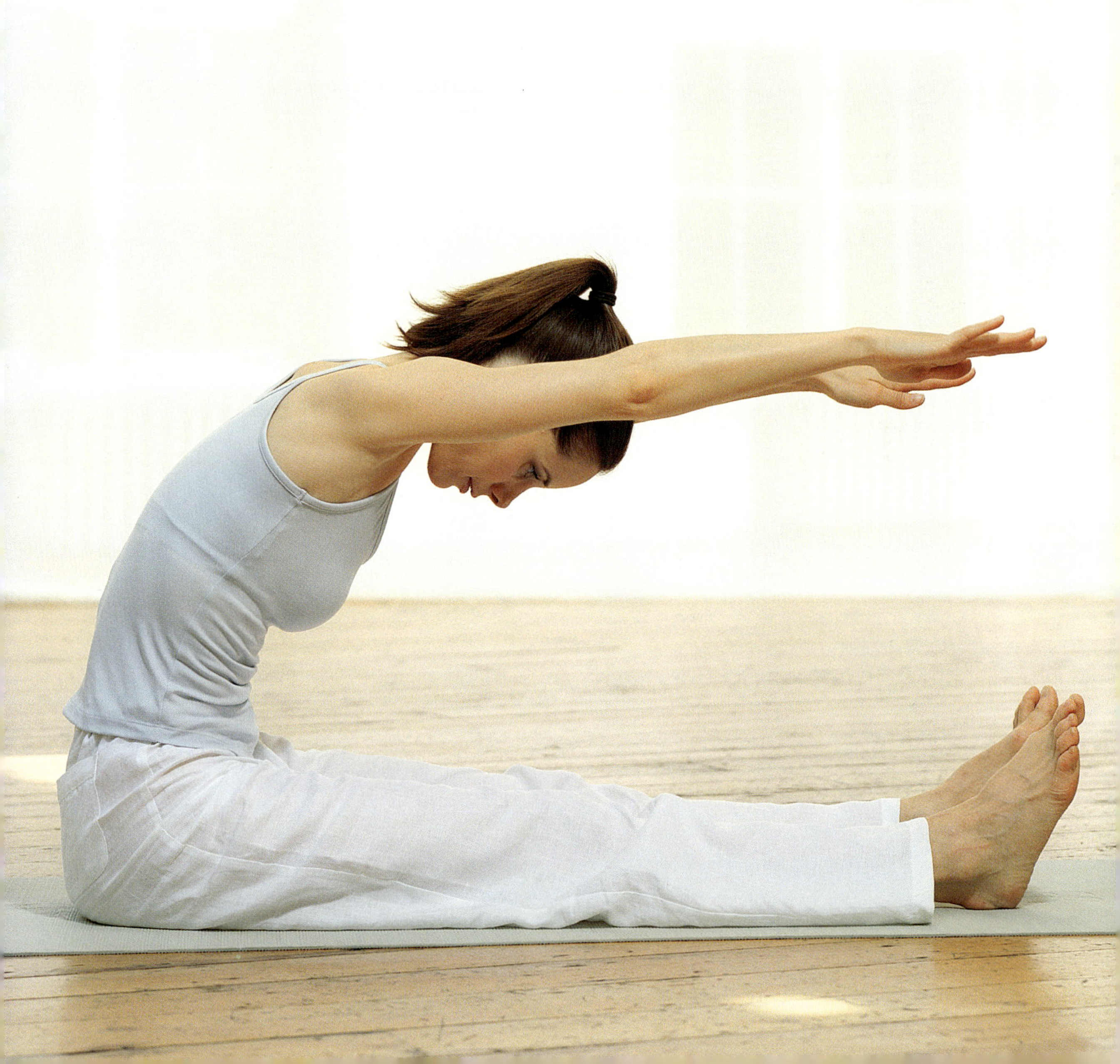

PROGRAMME PRINCIPAL

Ceux qui pratiquent la méthode Pilates souhaitent avoir le ventre plat – c'est l'un des grands bienfaits de cette technique. Tous les exercices de cette partie vous aideront à atteindre cet objectif. Beaucoup de gens font des relevés de buste en pensant que cela leur donnera un ventre plat, mais ils se trompent. En pratiquant des relevés de buste, vous ne faites que fabriquer dans l'abdomen une masse de muscles entassés les uns contre les autres, ce qui fait encore plus ressortir le ventre.
Avec la méthode Pilates, vous faites l'inverse. Les exercices font travailler les muscles posturaux profonds : les transverses. Ils maintiennent le buste comme un corset. Les recherches montrent que leur travail permet de créer ce qu'on appelle la stabilité posturale, qui contribue à vous allonger, à vous affiner et à vous rendre plus droit.

ABDOMINAUX

Pour faire travailler vos muscles abdominaux, n'imaginez pas les serrer les uns contre les autres. À la place, rentrez le nombril vers la colonne vertébrale, puis creusez vos abdominaux de bas en haut pour que votre ventre soit vraiment plat et allongé. Si vous voyez un renflement ou que vous ressentez une quelconque douleur dans le dos ou le ventre, c'est que vous ne faites pas le mouvement correctement ; prenez soin de garder les muscles abdominaux contractés et creusés de bas en haut.
Une fois que vous savez faire travailler vos abdominaux, vous pouvez le faire où que vous vous trouviez, que ce soit en attendant le bus ou en faisant la queue à la banque. Rentrez tout simplement le nombril vers la colonne vertébrale, abaissez les côtes et les épaules et respirez en les tenant dans cette position. Personne ne remarquera rien et vous pourrez donc recommencer autant de fois et tenir aussi longtemps que vous le souhaiterez.

Bascules du genou plié

Ce sont mes bascules préférées : faciles à faire et pourtant incroyablement efficaces pour faire travailler les abdominaux inférieurs.

1 Allongez-vous sur le sol, les genoux pliés à angle droit, les pieds parallèles et écartés de la largeur des hanches, le nombril rentré vers la colonne vertébrale et les bras le long du corps.

2 Inspirez. En expirant, laissez basculer un genou vers l'extérieur en direction du sol, de manière contrôlée, en prenant soin de ne pas laisser l'autre jambe tomber vers l'intérieur et de ne pas bouger ni laisser trembler les hanches et le bassin. Lorsque le genou bascule, vous devez sentir un étirement des abdominaux inférieurs, du côté opposé.

3 En inspirant, revenez en position de départ à l'aide des abdominaux. Recommencez de l'autre côté.

Répétez cet exercice cinq fois avec chaque jambe, en changeant de jambe à chaque fois.

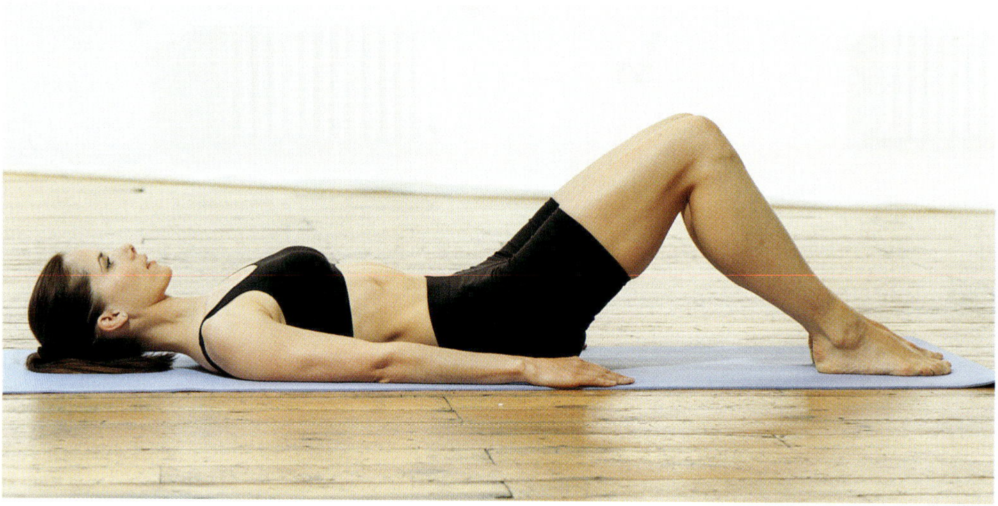

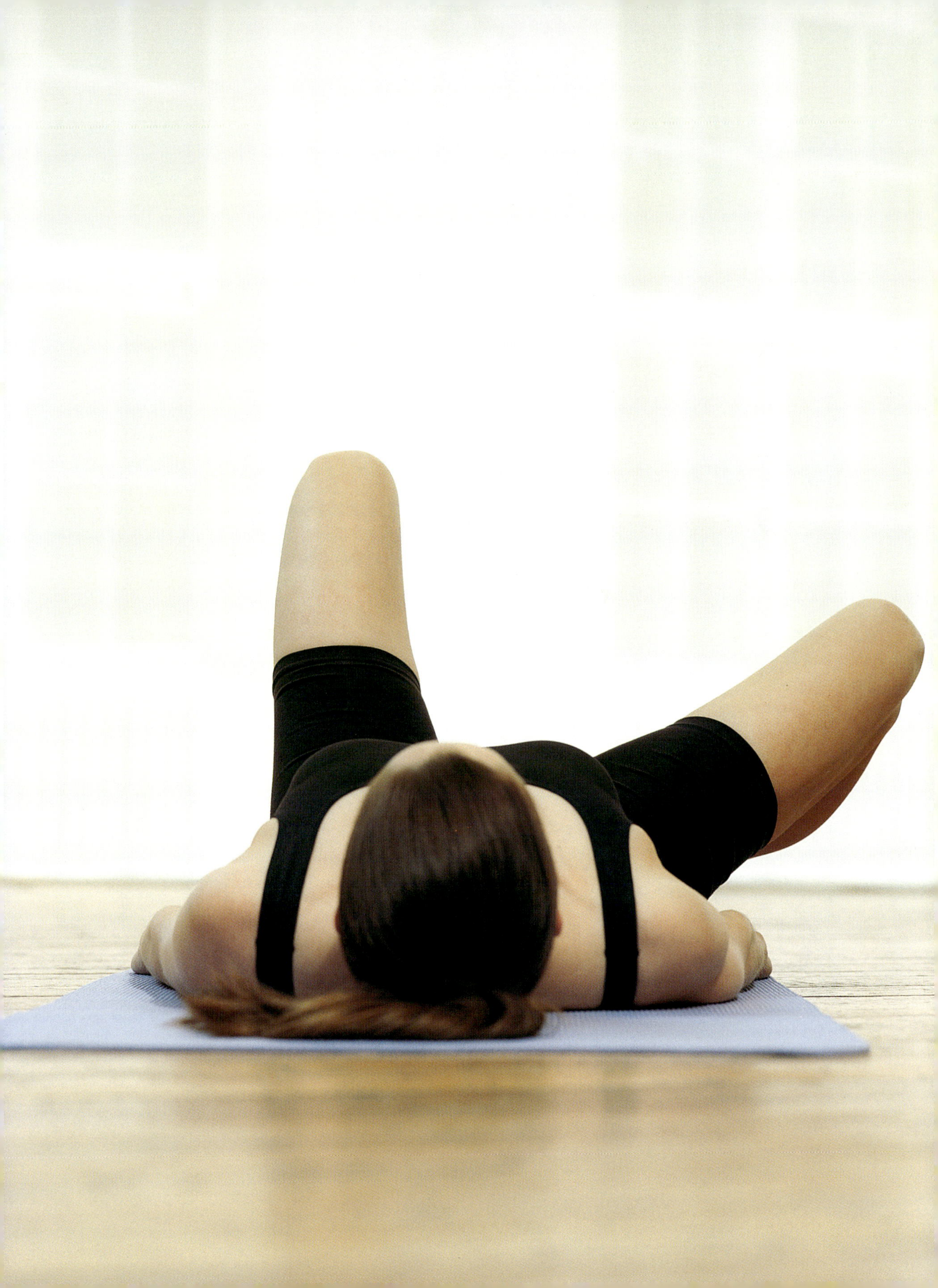

Élévation d'une jambe

Un exercice que je qualifie de routine parce qu'il peut être fait quotidiennement et que c'est l'un des meilleurs qui soient pour réveiller les abdominaux.

1 Allongez-vous sur le sol, les genoux pliés à angle droit, les pieds parallèles et écartés de la largeur des hanches, le nombril rentré vers la colonne vertébrale et les bras le long du corps.

2 En inspirant lentement, contractez vos abdominaux et soulevez une jambe pour amener le genou au-dessus de la hanche tout en conservant la jambe pliée à angle droit.
Tenez pendant deux temps. En expirant, reposez la jambe au sol en deux temps.

Répétez cet exercice dix fois avec chaque jambe, en changeant de jambe à chaque fois.

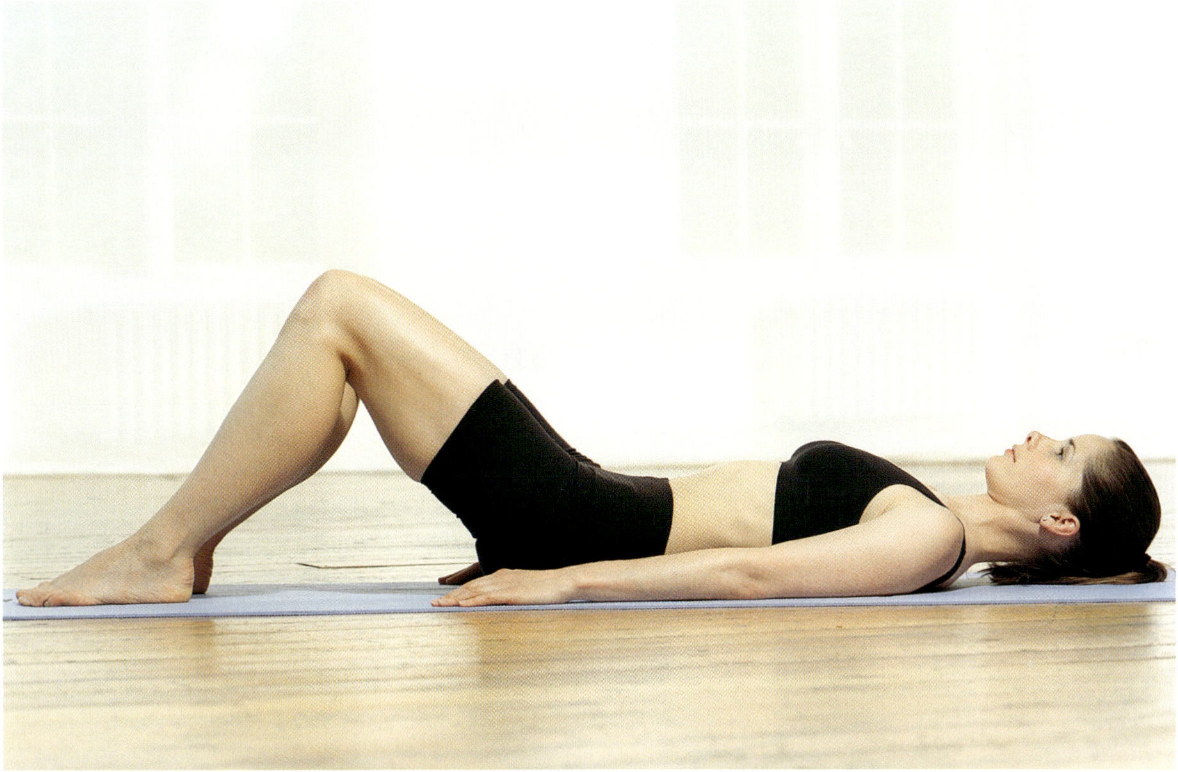

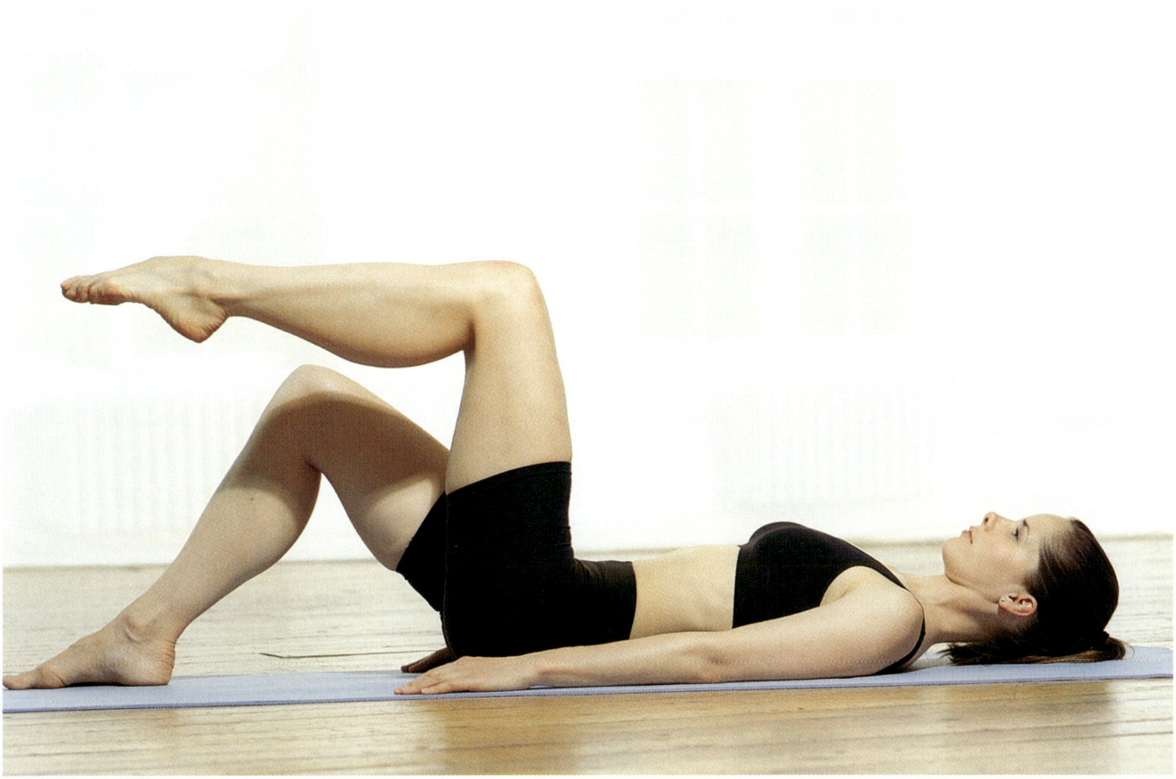

Élévation des deux jambes

Pensez bien à garder la colonne vertébrale en position neutre lorsque vous soulevez les jambes, de sorte que les muscles posturaux fassent tout le travail difficile.

1 Allongez-vous sur le sol, les genoux pliés à angle droit, les pieds parallèles et écartés de la largeur des hanches, le nombril rentré vers la colonne vertébrale et les bras le long du corps.

2 En respirant normalement, contractez lentement vos abdominaux, puis soulevez une jambe pour amener le genou au-dessus de la hanche tout en conservant la jambe pliée à angle droit. Amenez ensuite la deuxième jambe dans la même position et tenez pendant deux temps. Laissez redescendre d'abord la première jambe en deux temps, puis l'autre. Prenez soin de contrôler la descente des deux jambes à l'aide des abdominaux ; n'appuyez pas sur le sol avec les mains.

Répétez cet exercice dix fois.

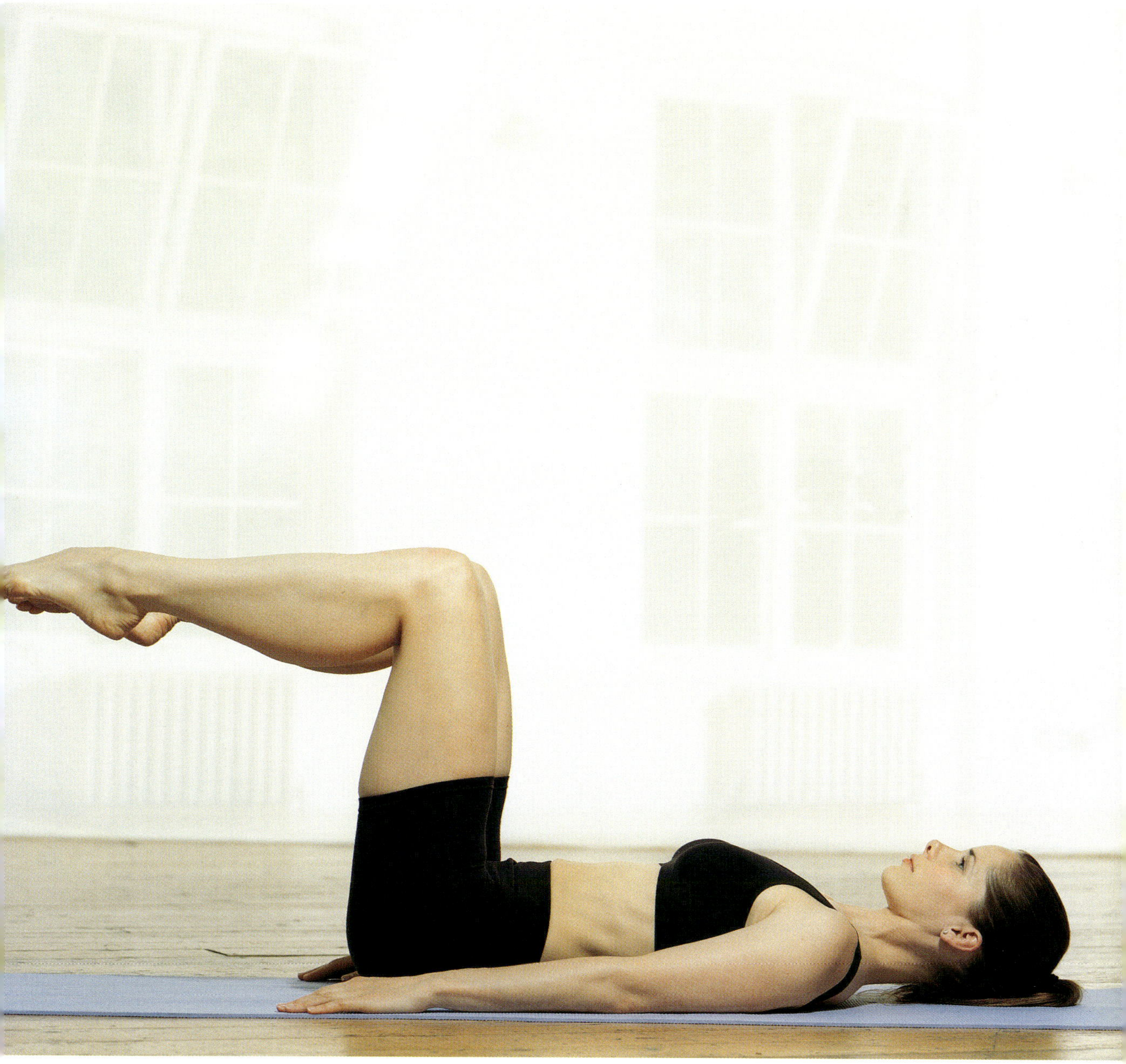

Les insectes (I)

1 Allongez-vous sur le sol, les genoux pliés à angle droit, les pieds parallèles et écartés de la largeur des hanches, le nombril rentré vers la colonne vertébrale et les bras le long du corps.

2 Inspirez et faites glisser une jambe le long du sol, en levant le bras opposé pour l'étendre derrière la tête. Ne laissez pas les épaules se soulever.

3 Tenez pendant deux temps, expirez et retournez en position de départ.
Recommencez de l'autre côté.

Répétez cet exercice cinq fois de chaque côté, en changeant de côté à chaque fois.

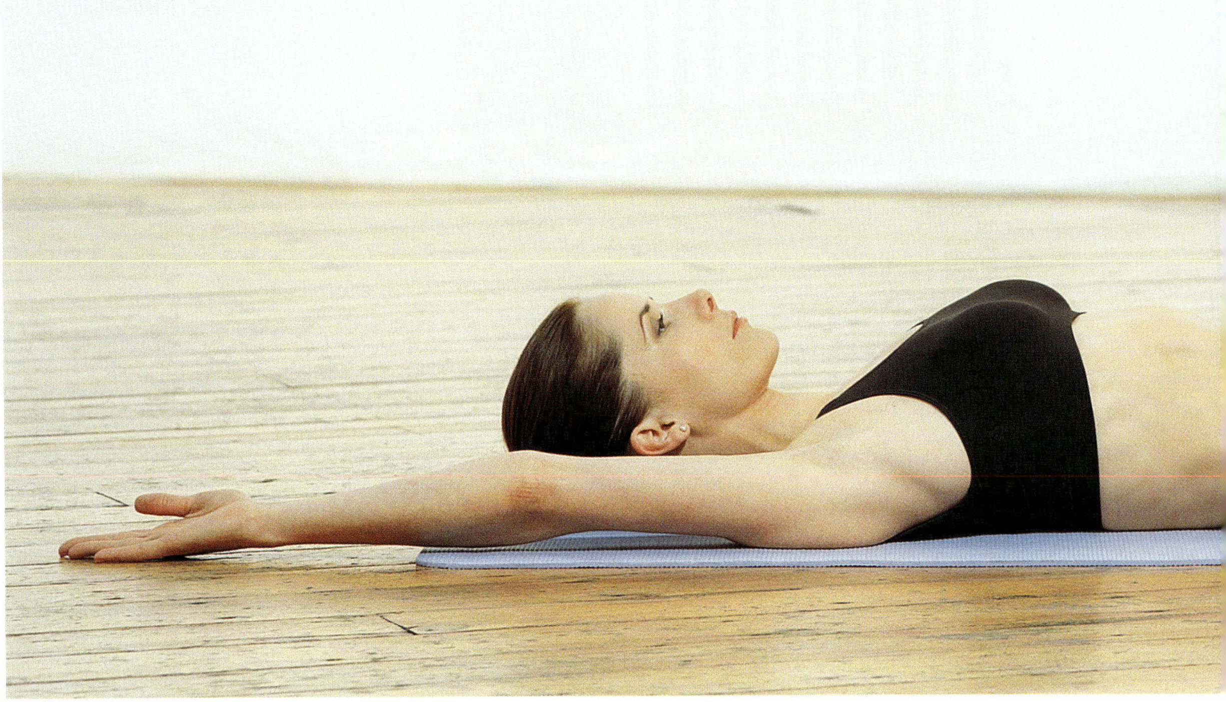

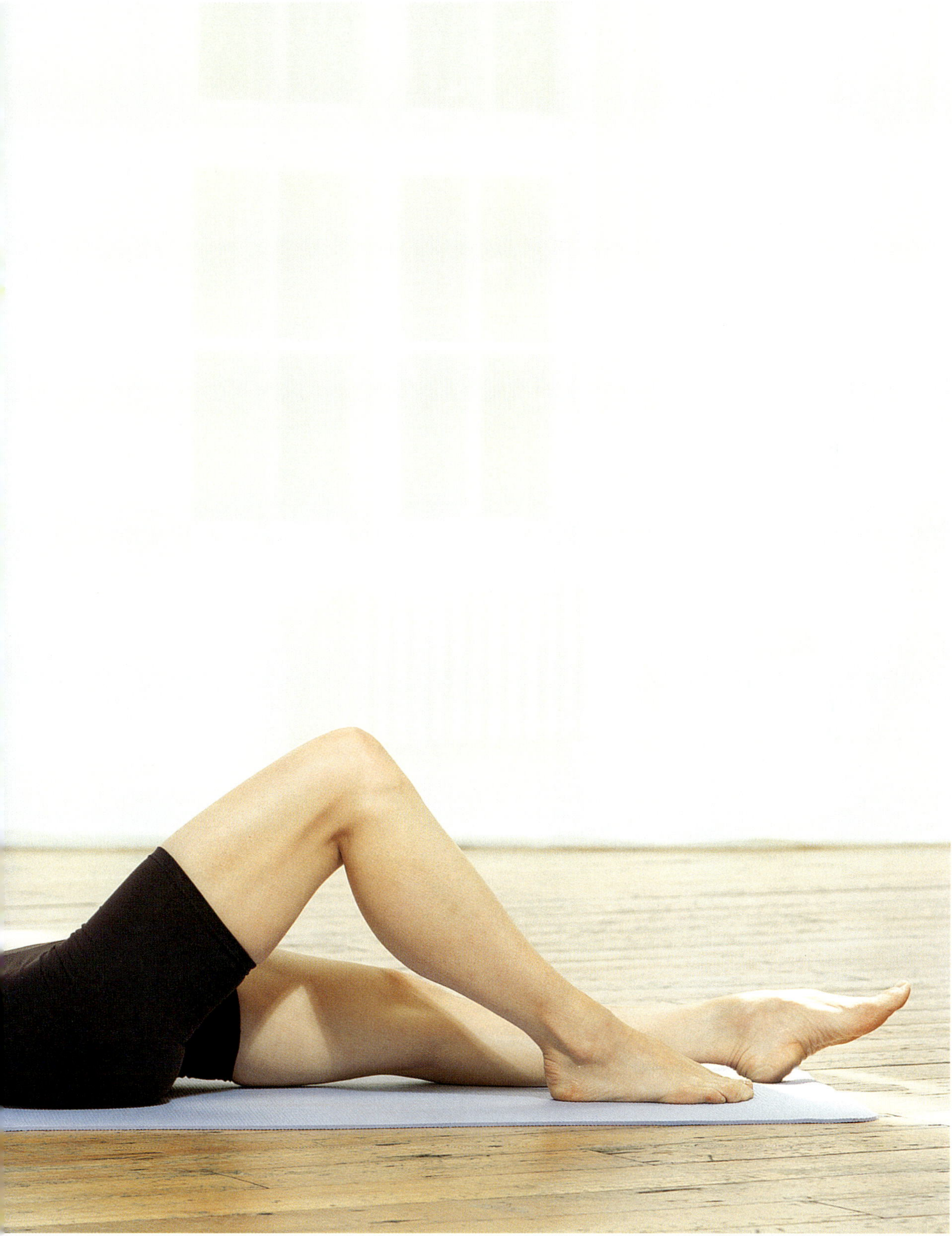

Les insectes (II)

Ces deux exercices sont parfaits pour étirer et allonger votre corps.

1 Allongez-vous sur le sol, un genou plié. L'autre jambe est soulevée, le genou au-dessus de la hanche et plié à angle droit. Gardez les bras le long du corps.

2 Inspirez et faites glisser le pied au sol vers l'avant, jusqu'à tendre la jambe complètement, puis soulevez la jambe légèrement du sol. En même temps, levez le bras opposé au-dessus de la tête puis étendez-le derrière la tête. Ne laissez pas vos épaules se soulever.

3 Tenez pendant deux temps, expirez et retournez en position de départ. Recommencez de l'autre côté.

Répétez cet exercice cinq fois de chaque côté, en changeant de côté à chaque fois.

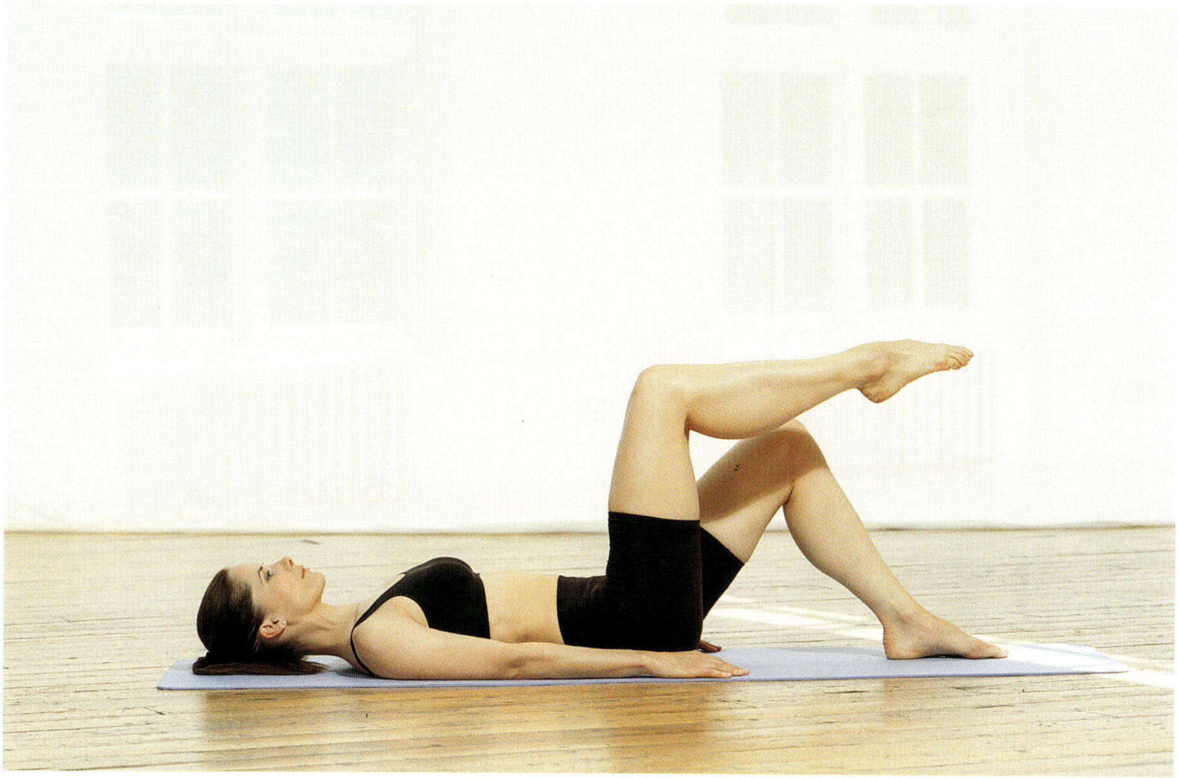

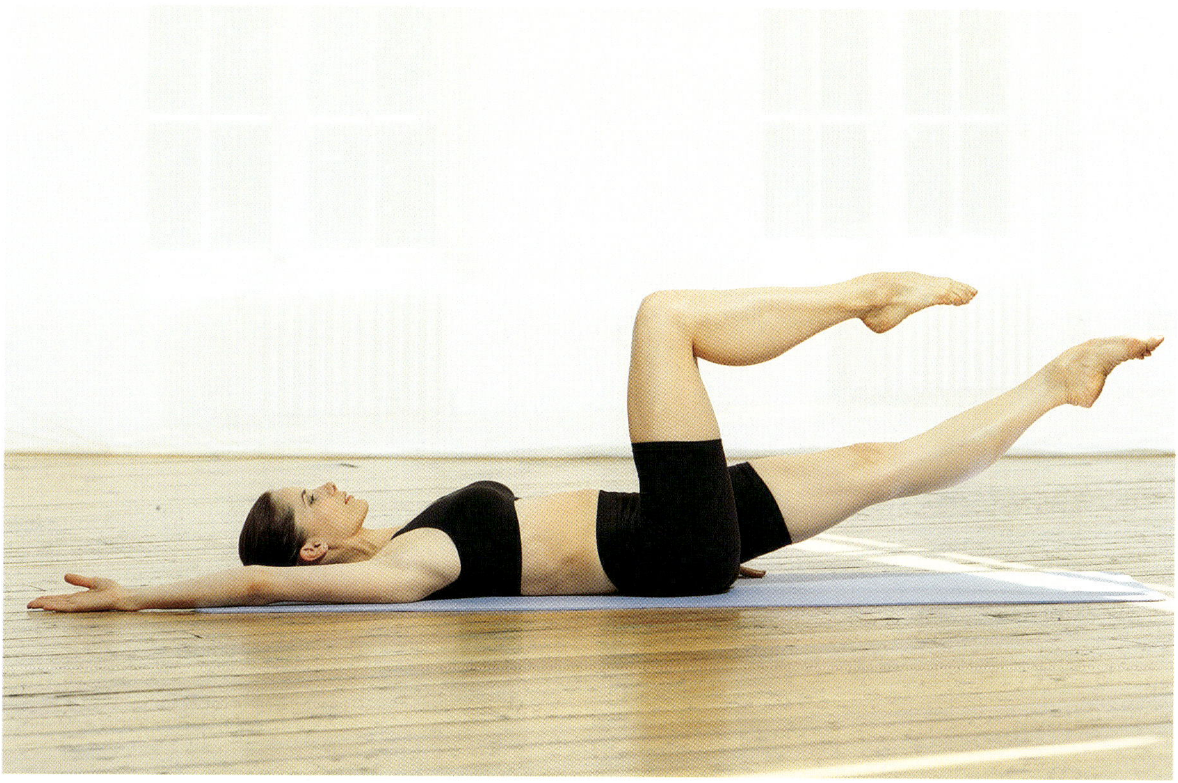

Enroulements (modifiés)

Il est très important d'avoir de bons abdominaux supérieurs : ils vous aident en permanence à avoir une bonne posture et à bien aligner votre corps.

1 Allongez-vous sur le sol, les genoux pliés à angle droit, les pieds parallèles et écartés de la largeur des hanches. Placez les mains derrière la tête.

2 Inspirez en contractant les abdominaux et, en même temps, enroulez la tête et la cage thoracique au-dessus du sol. En gardant les coudes très écartés, fixez les genoux du regard afin d'aligner la tête et de faire travailler votre centre. Prenez soin de ne pas tirer sur la tête avec les mains et de ne pas faire partir le mouvement des fléchisseurs des hanches. Expirez et déroulez-vous lentement sur le sol.

Répétez cet exercice cinq fois.

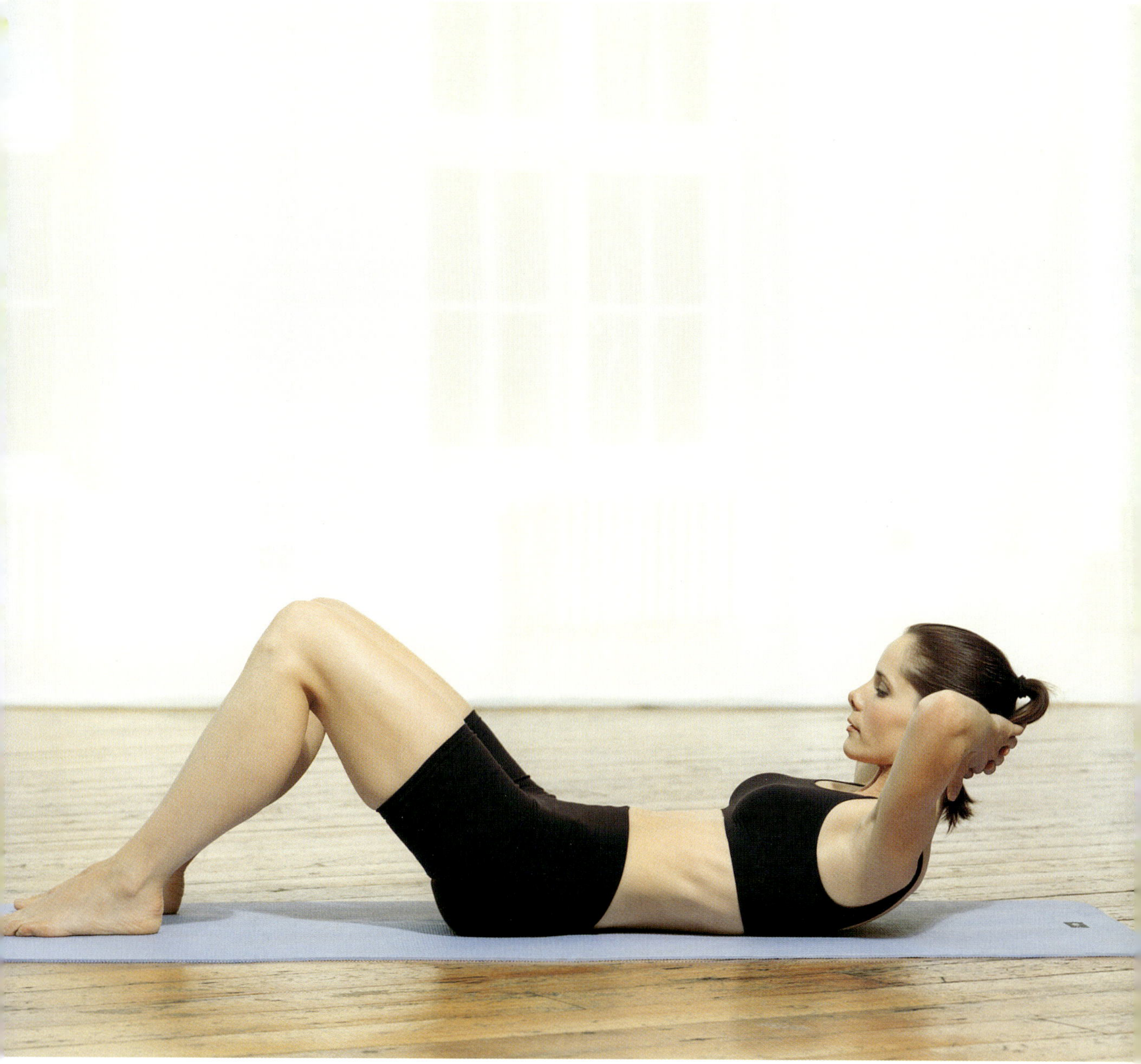

Les obliques (modifiés)

Les obliques sont les muscles abdominaux de côté, qui se trouvent autour de la taille. Cet exercice fait travailler en même temps la taille et le ventre.

1 Allongez-vous sur le sol, les genoux pliés à angle droit, les pieds parallèles et écartés de la largeur des hanches. Placez une main derrière la tête et l'autre le long du corps. Inspirez.

2 En expirant, contractez vos abdominaux en les creusant de bas en haut, enroulez la tête et la cage thoracique en les soulevant du sol (fixez vos genoux du regard), et faites pivoter le bras libre vers le genou opposé.

3 Expirez et déroulez-vous lentement sur le sol. Recommencez avec l'autre bras.

Répétez cet exercice cinq fois de chaque côté, en changeant de côté à chaque fois.

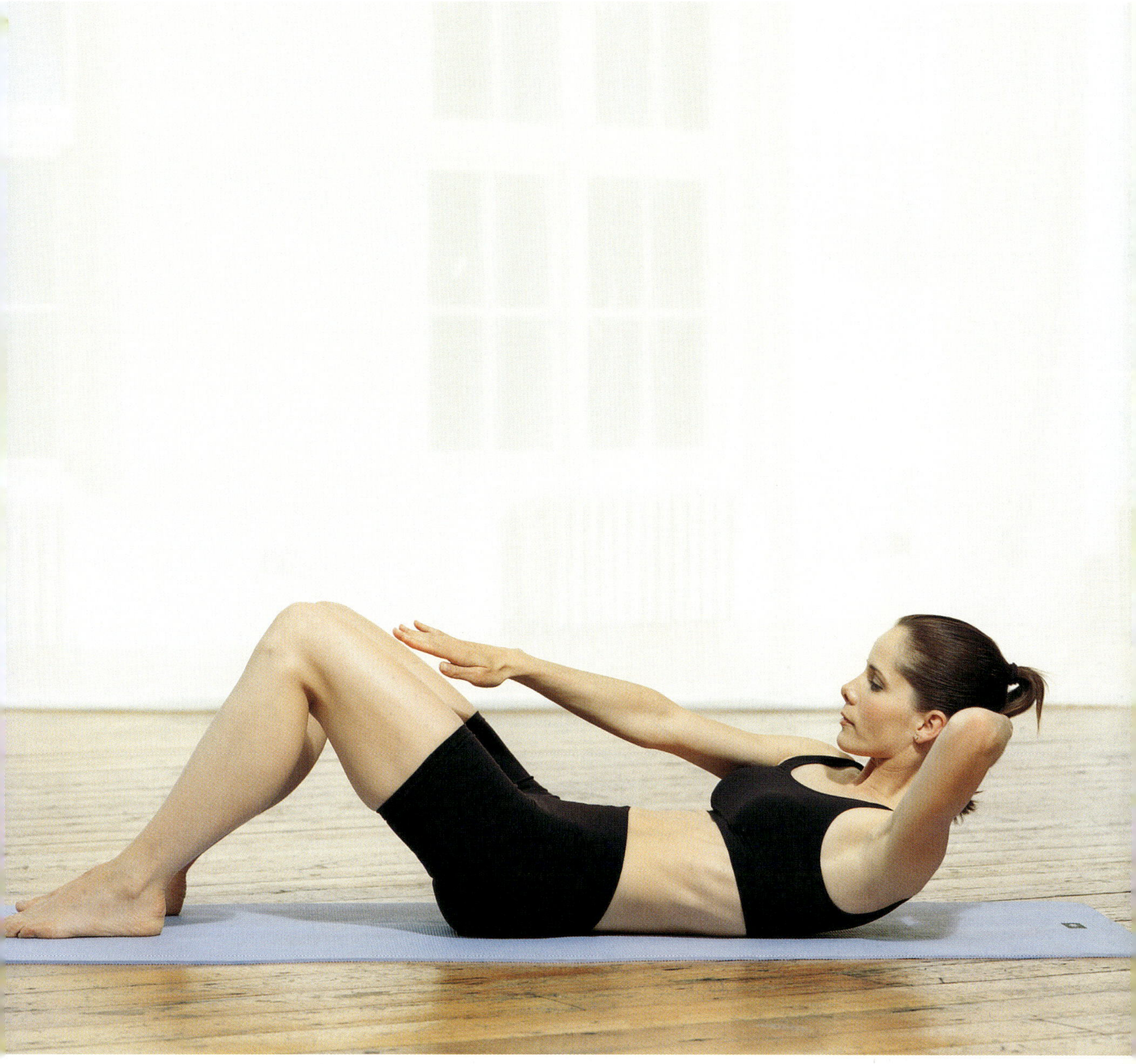

Les centaines

Un exercice de base de tout programme Pilates. Cet excellent exercice permet, au fur et à mesure que vous progressez, de rapidement constater une amélioration.

1 Allongez-vous sur le sol, les jambes jointes et soulevées, de sorte que les genoux soient au-dessus des hanches et pliés à angle droit. Les bras reposent le long du corps.

2 Soulevez la tête et le haut du buste et fixez les yeux sur le nombril afin de contracter vos muscles abdominaux.

3 Étirez les bras vers l'avant et levez-les légèrement au-dessus du sol (imaginez vos doigts s'écarter de vous). En gardant les bras tendus, faites-les bouger de haut en bas et de bas en haut en rythme régulier. Respirez normalement.

4 Continuez pendant au moins dix temps, l'objectif étant d'atteindre cent si vous y arrivez.

CONSEILS

Prenez soin de stabiliser vos épaules et d'appuyer une partie de vos omoplates sur le sol.

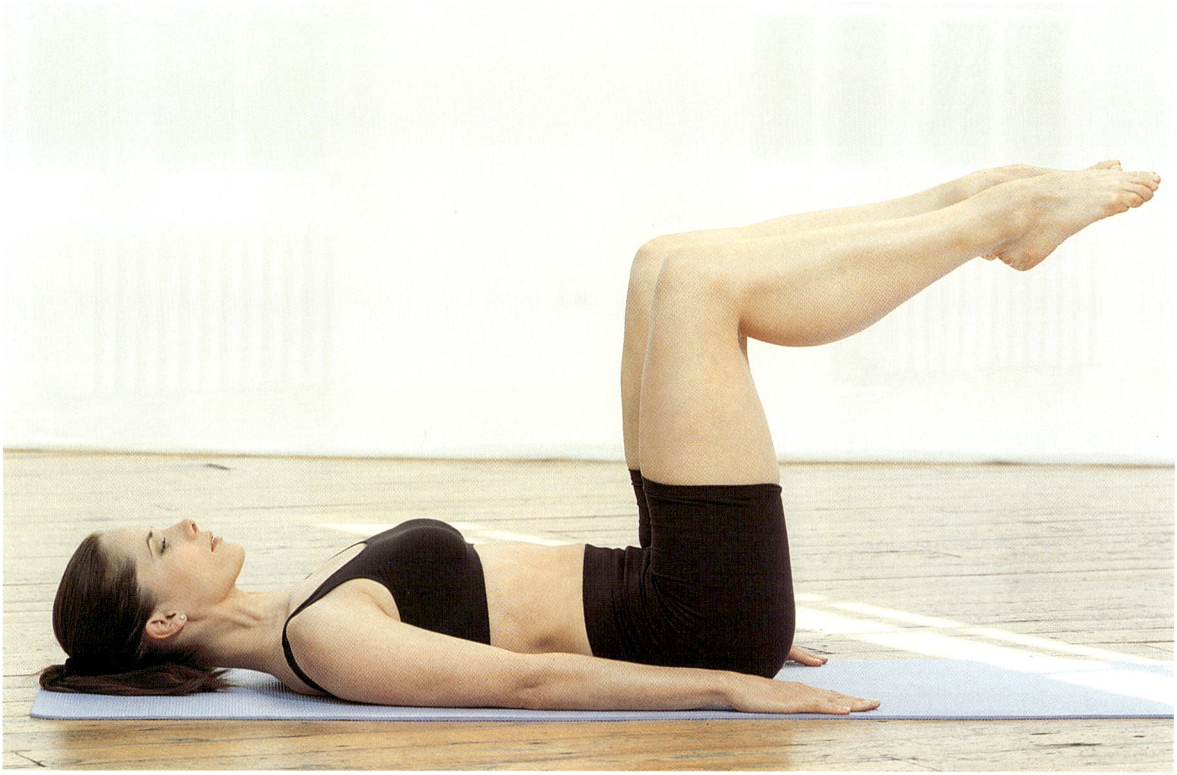

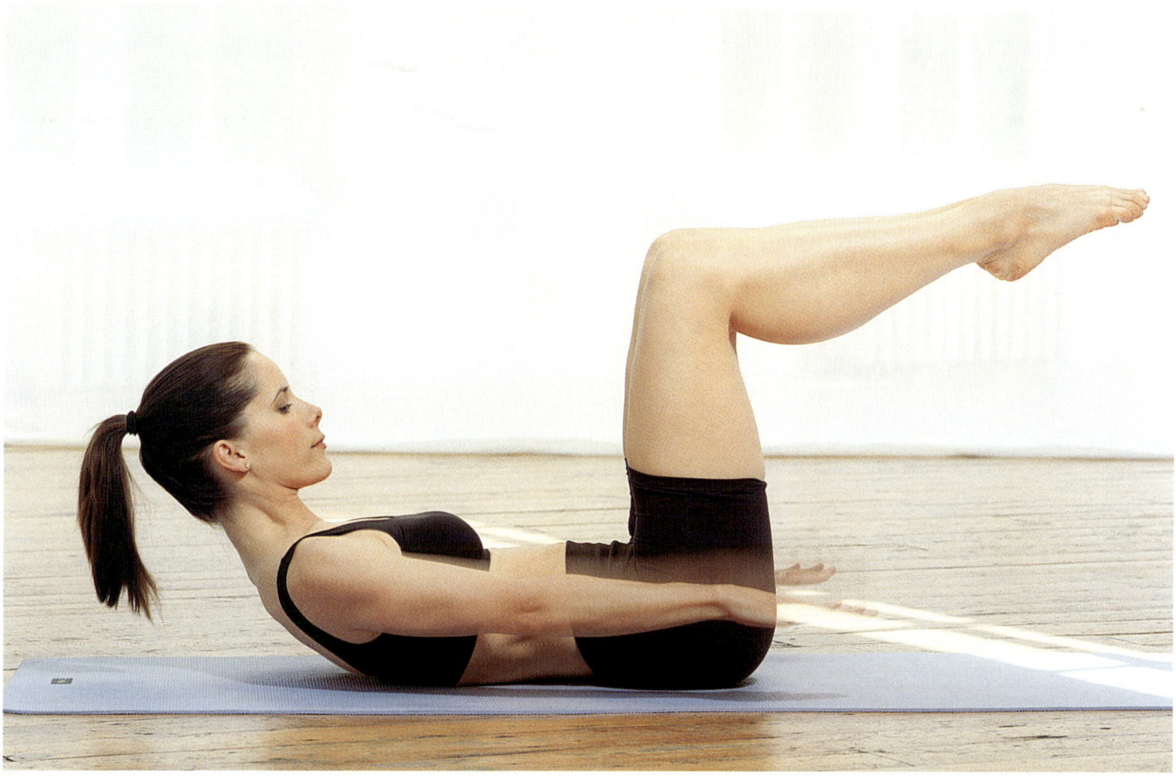

Enroulements croisés

1 Allongez-vous sur le sol, les genoux pliés, joints et soulevés au-dessus des hanches, formant un angle droit. Placez les mains derrière la tête.

2 Inspirez et, tout en contractant les abdominaux, enroulez la tête et la cage thoracique en les soulevant du sol. Prenez soin de ne pas tirer sur la tête avec les mains. Approchez le coude droit du genou gauche, en même temps que vous tendez la jambe droite en poussant bien les orteils. Gardez la jambe gauche pliée.

3 Expirez et revenez au centre, en conservant la tête soulevée. Recommencez de l'autre côté.

Répétez cet exercice cinq fois de chaque côté, en changeant de côté à chaque fois.

CONSEILS

Cet exercice est difficile au départ pour la plupart des gens, mais vous serez récompensée de votre persévérance.

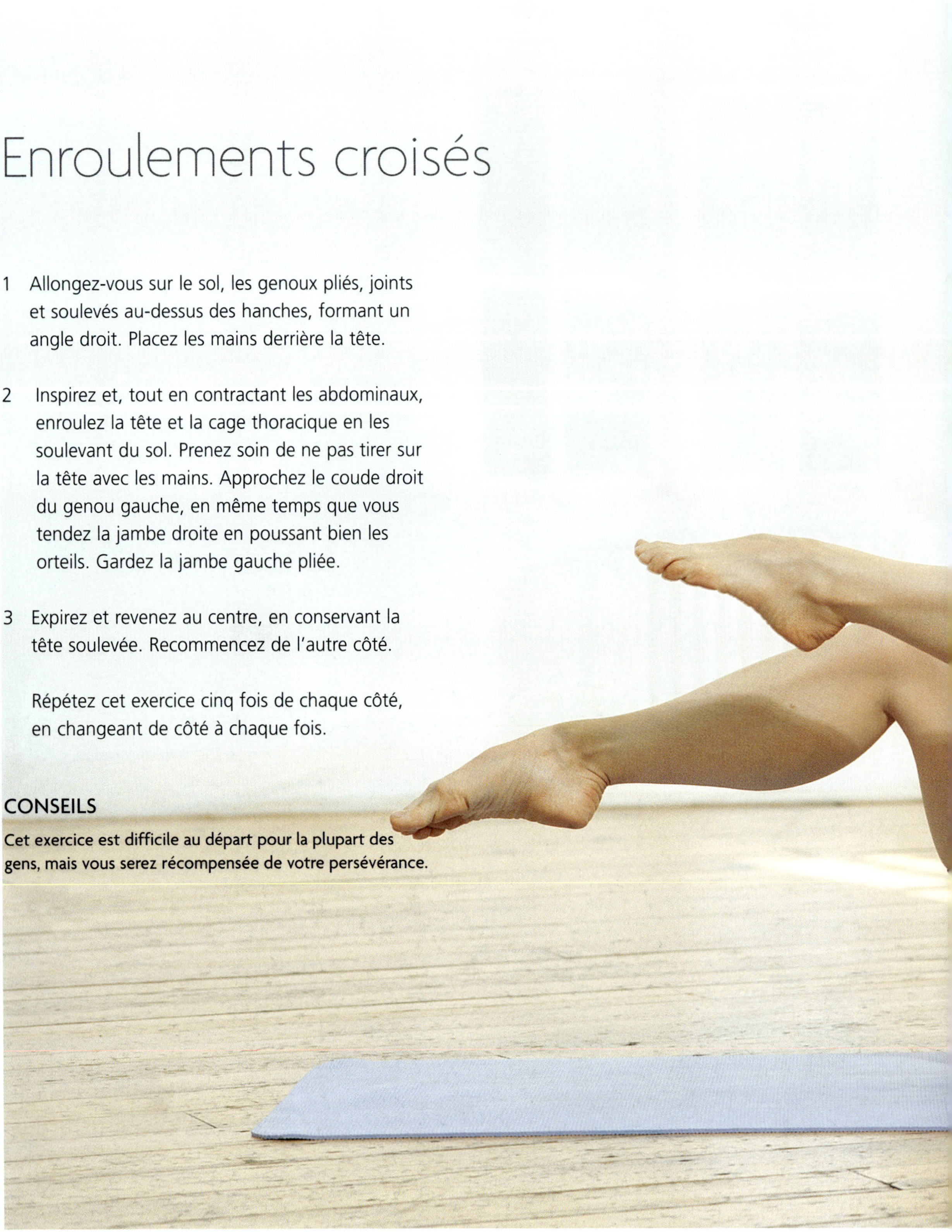

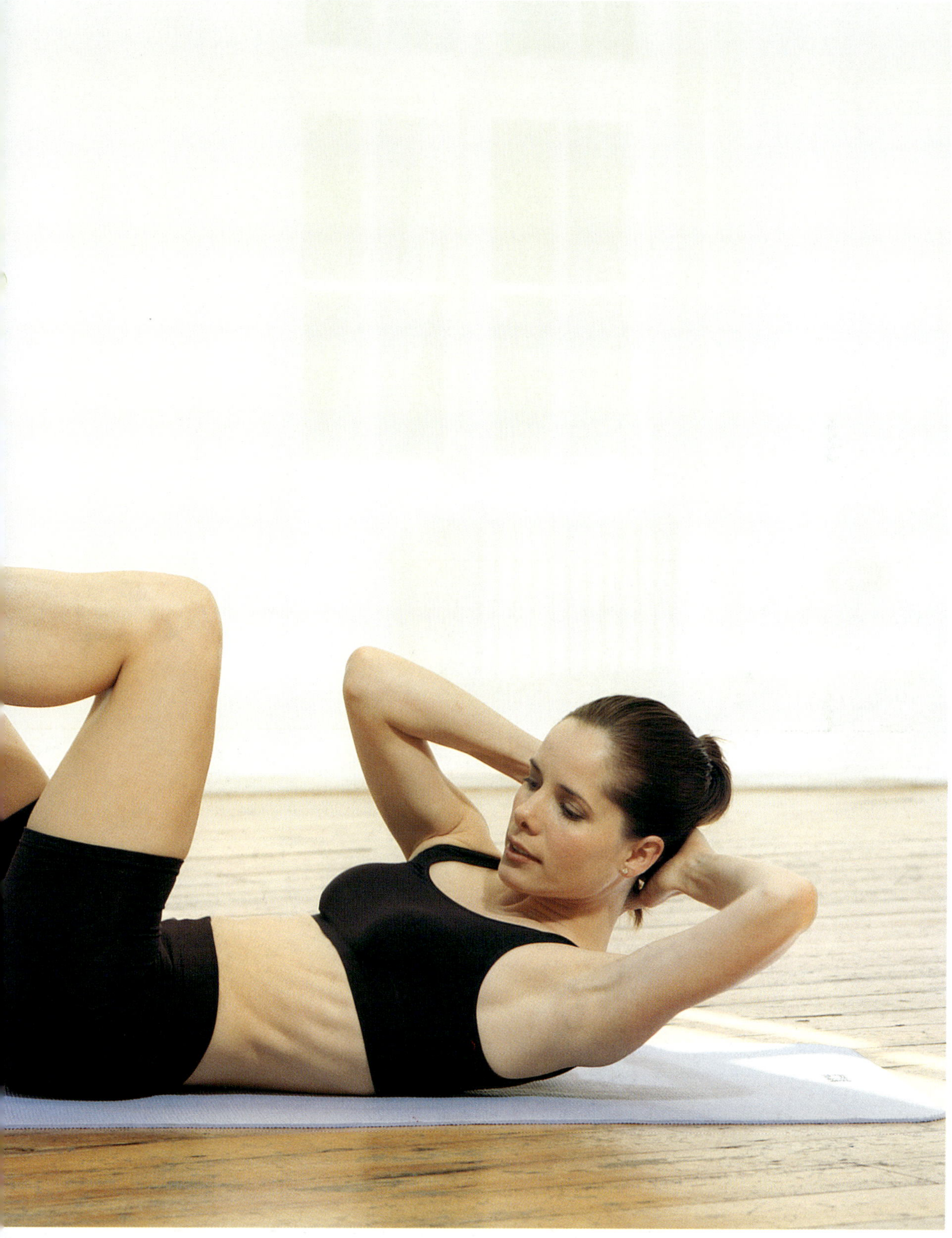

Les étirements ont pour objectif d'améliorer votre souplesse. Ils sont également très importants car ils contribuent à éviter les blessures et réduisent les courbatures post-entraînement.

Lors de tout exercice, les muscles se raccourcissent, se contractent et deviennent durs. En vous étirant, vous cherchez à augmenter l'amplitude de mouvement des muscles autour d'une ou plusieurs articulations qui peuvent être raides.

Pour vous étirer efficacement, prenez soin de vous mettre doucement en position et de tenir celle-ci trente secondes. Respirez toujours lentement et profondément lorsque vous tenez une position et, pour un maximum d'efficacité, concentrez-vous sur le muscle en imaginant qu'il s'allonge. Ne donnez jamais d'à-coups car vous risquez de vous blesser.

Enfin, finissez toujours vos étirements doucement et relaxez-vous quelques minutes avant de poursuivre votre programme d'exercice.

L'étirement peut être légèrement douloureux. Toutefois, il doit s'agir d'une douleur sourde qui diminue lorsque vous respirez pendant le mouvement. Arrêtez immédiatement si vous ressentez une douleur vive.

Étirement des fessiers

Ne vous inquiétez pas si vous êtes plus raide d'un côté que de l'autre. C'est tout à fait normal.

1 Allongez-vous sur le dos, les genoux pliés, et placez la cheville droite sur le genou gauche.

2 En soulevant la tête, joignez les mains autour de la cuisse gauche. Inspirez et tirez le genou vers vous (tout en reposant la tête sur le sol).

3 Expirez et tirez lentement le genou vers la poitrine. Vous devez sentir un étirement en travers du fessier. Tenez trente secondes, puis relâchez.

Répétez cet exercice quatre fois avec une jambe puis quatre fois avec l'autre.

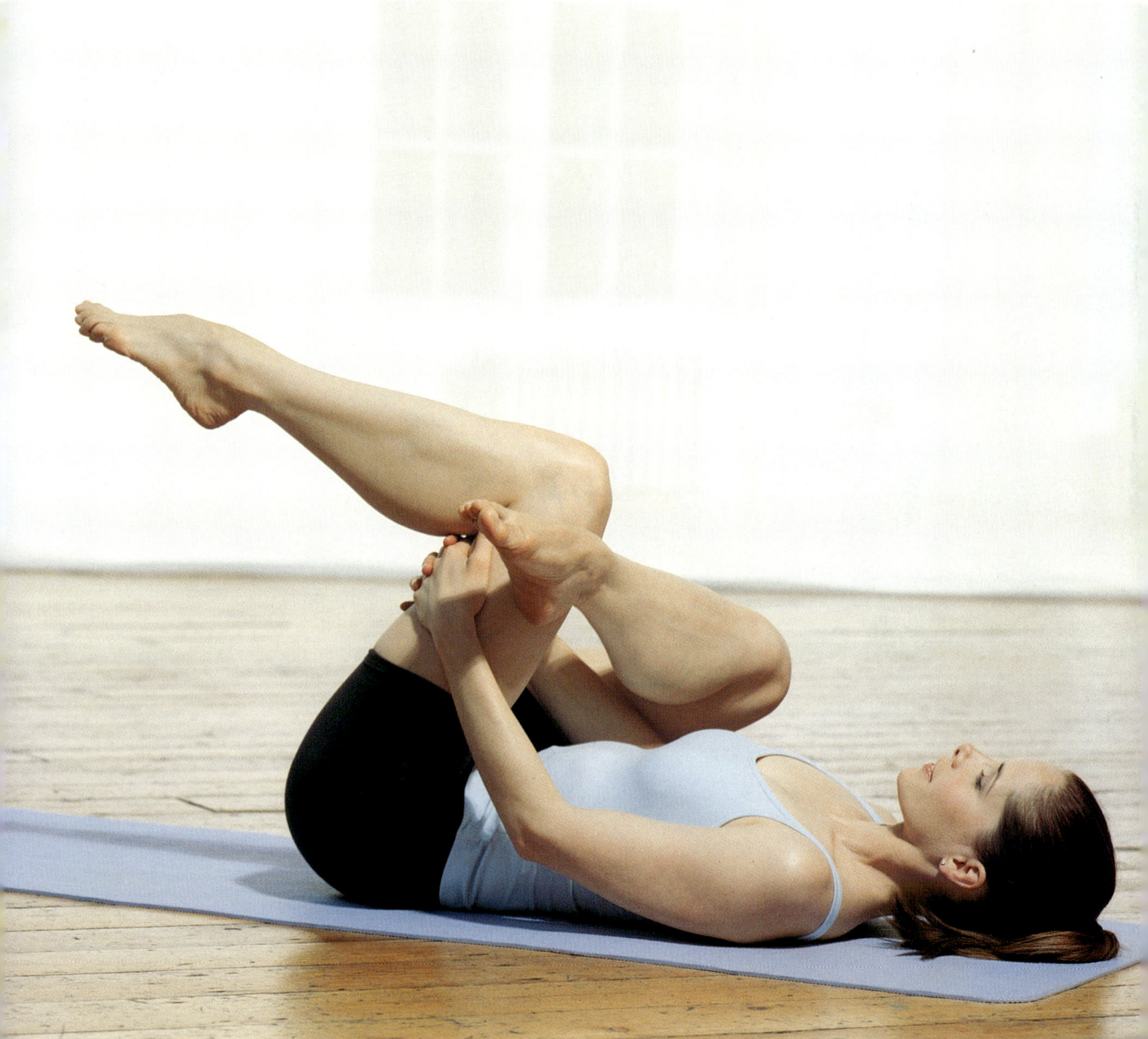

Les ischio-jambiers

Cet exercice doit être fait quotidiennement car vous pouvez souffrir de maux de dos si vos ischio-jambiers sont excessivement raides. Ne vous inquiétez pas si, au début, vous n'arrivez pas à rapprocher la jambe du buste. Au fil du temps, vos ischio-jambiers se détendront et vous gagnerez en souplesse.

1 Allongez-vous sur le sol, les genoux pliés à angle droit. Levez une jambe en l'air en la tendant, puis joignez les mains derrière le genou.

2 En inspirant, tirez doucement la jambe vers vous, en prenant soin de la garder tendue et de conserver les fesses et les hanches au sol. Vous devez sentir un étirement des fesses au genou. Tenez trente secondes.

3 Expirez et reposez la jambe en position de départ. Recommencez avec l'autre jambe.

Répétez cet exercice cinq fois avec une jambe et cinq fois avec l'autre.

CONSEILS

Pour une amplitude de mouvement complète, imaginez votre jambe s'enfoncer dans l'articulation de la hanche lorsque vous la tirez vers vous.

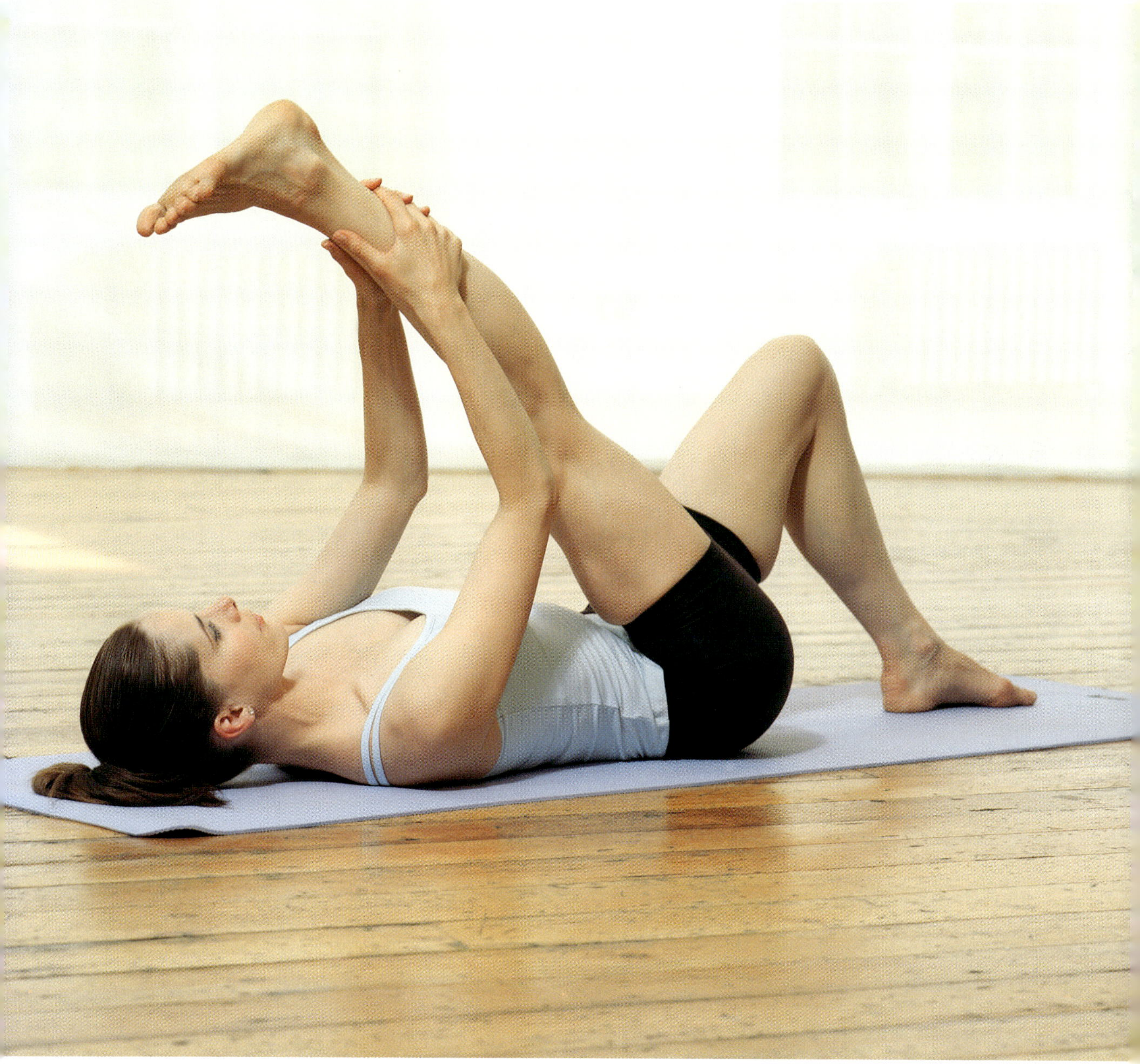

Les grenouilles

Ce travail des muscles intérieurs des cuisses permet de les tonifier.

1 Asseyez-vous le buste droit, sur le sol, et placez les pieds plante contre plante.

2 Tout en tenant les chevilles, rapprochez les talons des fesses, de sorte que les genoux soient abaissés vers l'extérieur en position de grenouille.

3 Tenez trente secondes en respirant normalement.

4 Pour augmenter l'étirement, rapprochez les pieds du corps.

CONSEILS

N'essayez pas, au début, de poser les genoux sur le sol. Avec le temps, vous finirez par devenir de plus en plus souple et les faire descendre.

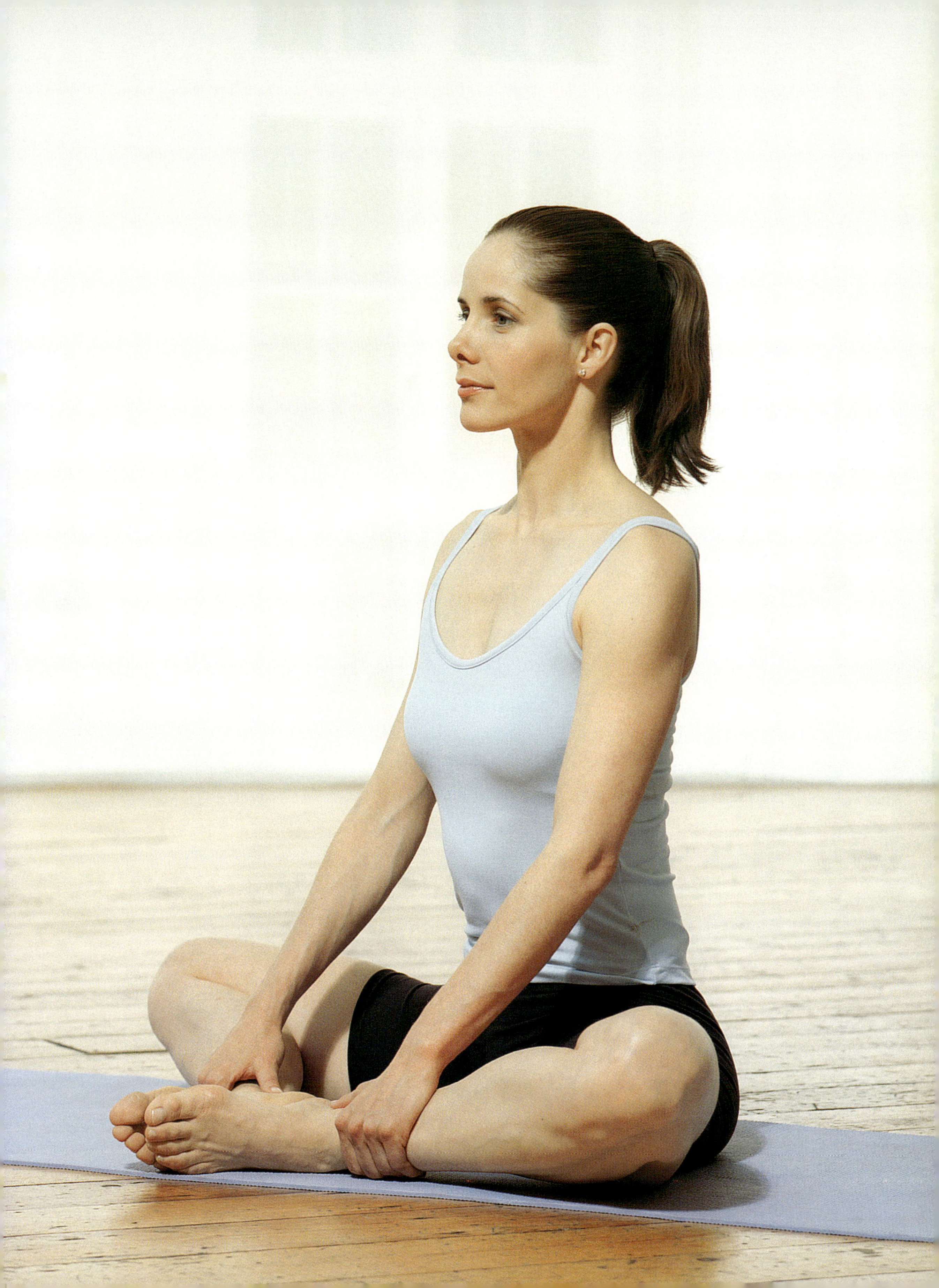

Les exercices qui suivent sont excellents pour tous ceux et celles qui sont assis à un bureau toute la journée. Ils permettent de rester fort et mobile et aident à adopter une meilleure posture. La sédentarité du mode de vie fait que les muscles abdominaux et dorsaux deviennent sérieusement sous-exploités. Il arrive fréquemment que les muscles abdominaux n'arrivent plus à supporter l'abdomen. La colonne prend alors la relève et c'est elle qui subit tout l'effort.

Vous passez une grande partie de la journée assis ? Les exercices suivants sont inestimables pour prévenir les maux de dos qui surviennent avec le temps. Que ce soit debout ou assis, une mauvaise position classique consiste à rentrer le ventre, en se tenant le dos plat, la poitrine bombée et le menton relevé. Cela vous paraît familier ? Sachez alors que la colonne vertébrale n'est pas naturellement droite et que la meilleure façon de vous asseoir est de

EN POSITION ASSISE

conserver une légère courbe naturelle au niveau de la chute des reins. Pensez à vous grandir, écartez les pieds de la largeur des hanches et imaginez qu'une ficelle accrochée au centre de la tête vous tire vers le haut. En même temps, vérifiez que votre tête est dans l'alignement de la colonne et rentrez le menton (comme pour avoir un double menton). Perfectionnez les exercices qui suivent : ils vous aideront à réfléchir aux gestes de la vie quotidienne – comment vous asseoir, vous tenir debout ou vous pencher, par exemple. Vous apprendrez à ne pas vous affaler dans un fauteuil lorsque vous vous asseyez, et à ne pas vous précipiter en avant lorsque vous vous levez. Autres astuces : tirez vers le bas les muscles situés sous les épaules pour faire rouler ces dernières vers l'arrière et, lorsque vous êtes assis, prenez soin de ne pas croiser les jambes et de vous soutenir à partir du ventre en évitant de laisser votre taille s'enfoncer.

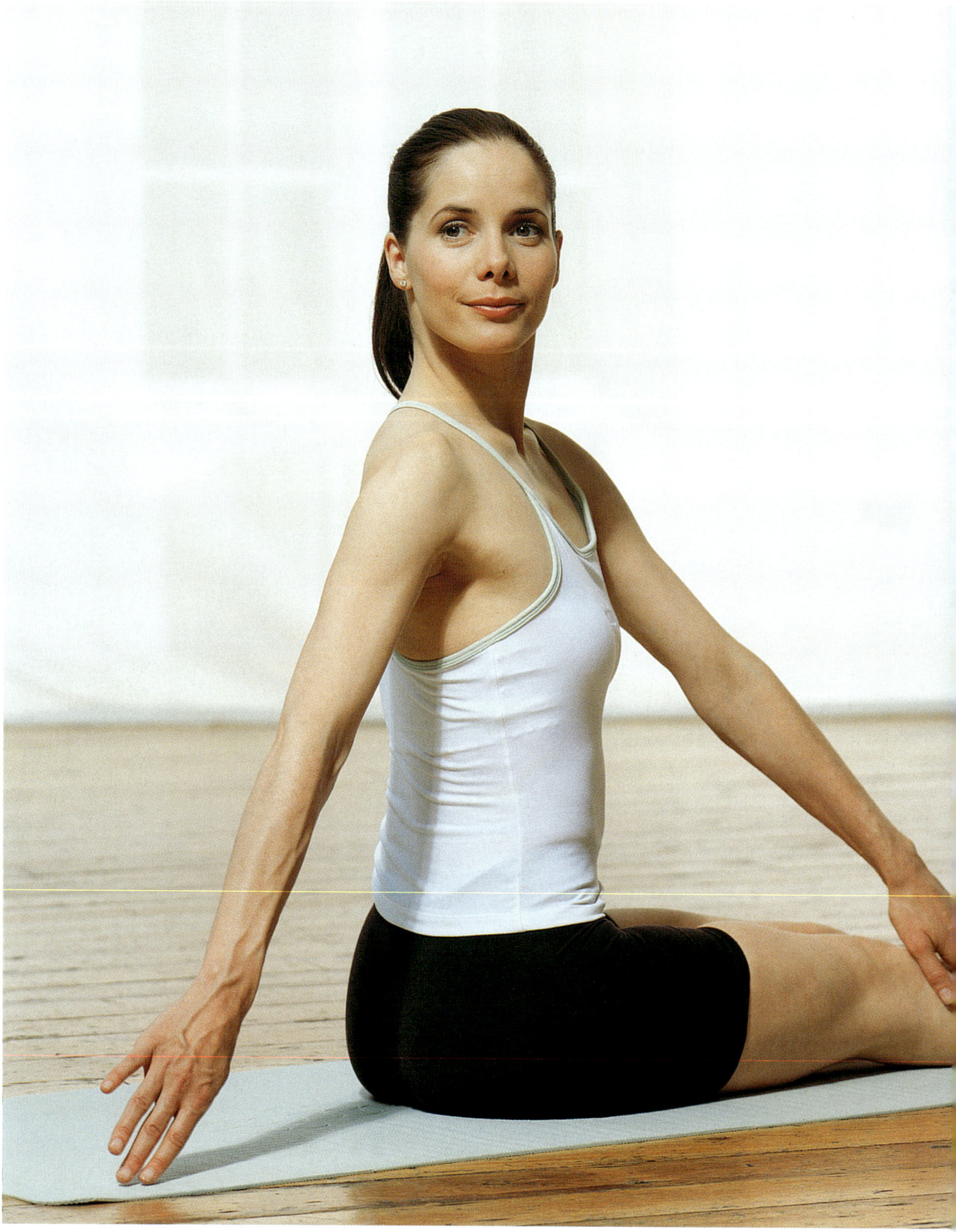

Rotation de la colonne vertébrale

Pour faire travailler les obliques et affiner la taille.

1 Asseyez-vous sur le sol en vous tenant bien droit à l'aide des abdominaux (imaginez que vous êtes assis droit contre un mur). Gardez les jambes tendues devant vous, écartées de la largeur des hanches et les pieds fléchis.

2 Étirez les bras devant vous et, en gardant les hanches immobiles, inspirez et pivotez vers la droite à partir de la taille. Laissez les bras descendre de côté. Tenez pendant un temps.

3 Expirez et revenez en position de départ, puis pivotez de l'autre côté.

Répétez cet exercice cinq fois de chaque côté, en changeant de côté à chaque fois.

CONSEILS

Ne forcez pas. Tournez simplement aussi loin que vous le pouvez pour ressentir un étirement complet, tout en prenant soin de ne pas vous pencher en arrière.

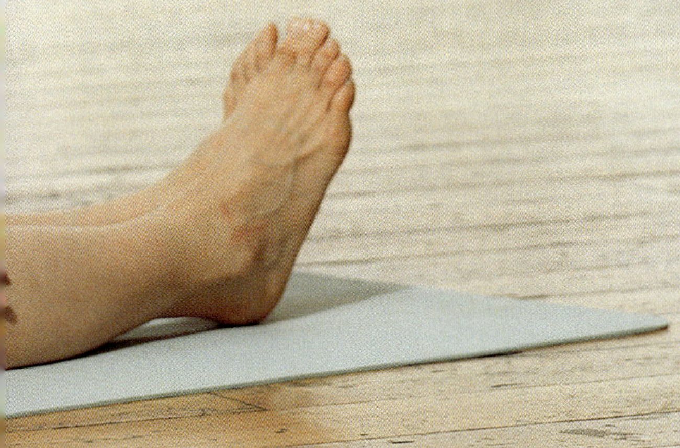

La scie

Un bon exercice qui combine rotation abdominale et étirement des ischio-jambiers.

1 Asseyez-vous sur le sol en vous tenant droit à l'aide des abdominaux (imaginez que vous êtes assis droit contre un mur). Les jambes sont tendues devant vous et largement écartées en forme de V. Gardez les pieds fléchis.

2 Placez les bras parallèles au sol et tendez-les de chaque côté. Inspirez et faites pivoter le buste vers la gauche, puis penchez-vous lentement vers l'avant, le bras droit en direction du pied gauche.

3 Expirez, puis inspirez et rentrez le ventre en revenant en position de départ. Recommencez de l'autre côté.

Répétez cet exercice trois fois de chaque côté, en changeant de côté à chaque fois.

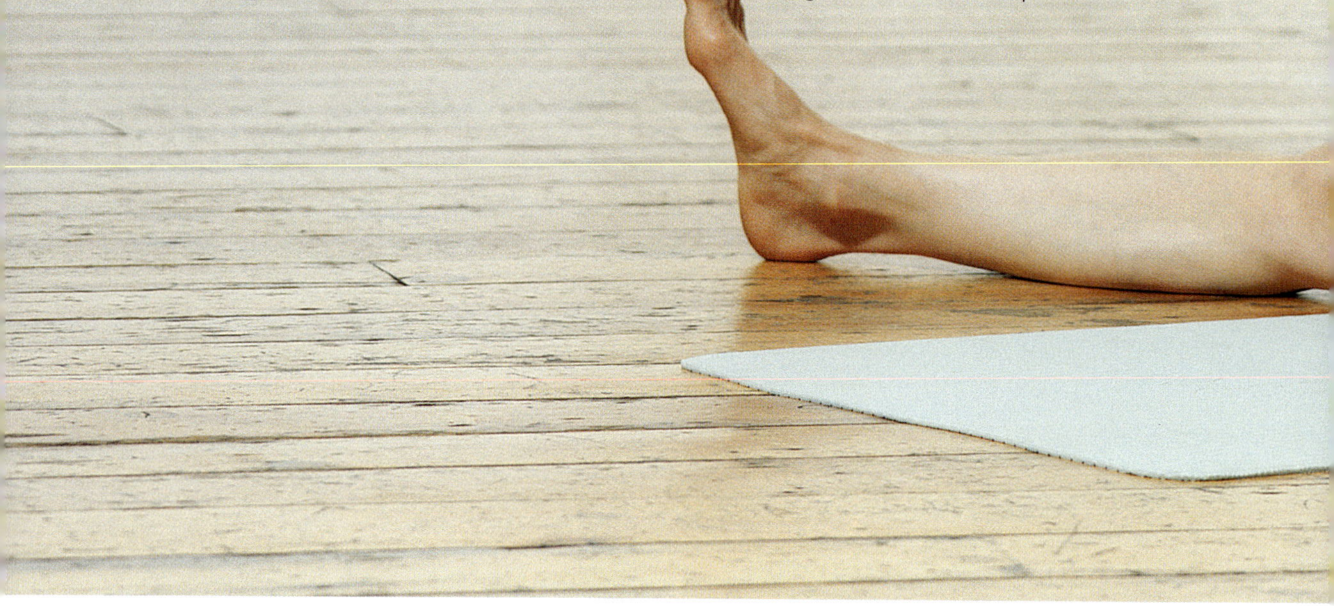

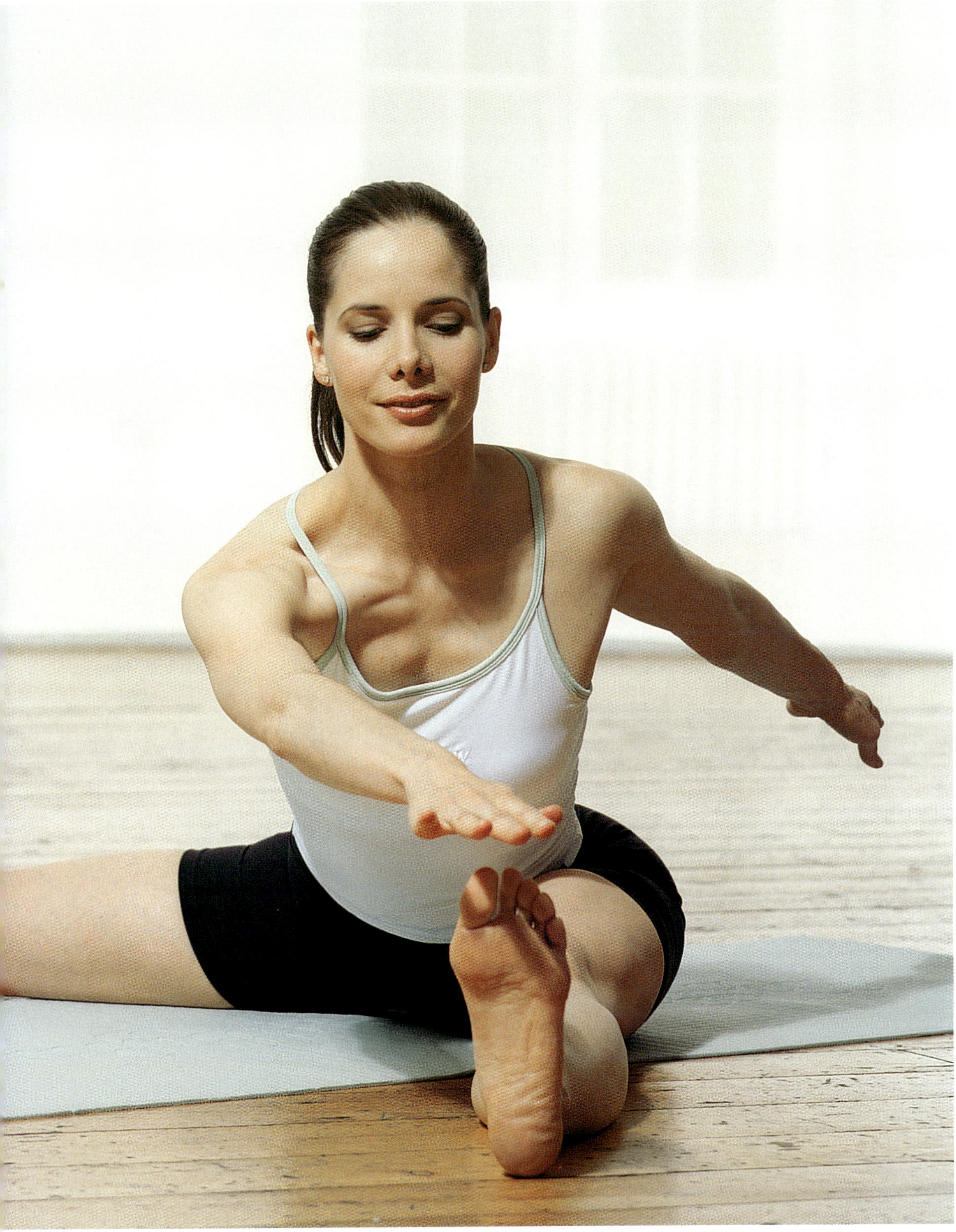

Les exercices Pilates à quatre pattes permettent tout un travail de stabilité et de renforcement du dos. Autrement dit, la concentration se porte sur les muscles posturaux. En théorie, nous devrions utiliser nos abdominaux pour tout, il y aurait alors bien moins de maux de dos ou de problèmes d'ischio-jambiers. C'est pourquoi votre centre est si important. Le but des exercices à quatre pattes est d'isoler certains muscles. Il est important de faire toujours travailler les deux côtés de votre corps, pour qu'il soit équilibré ; nous avons tous un côté indéniablement plus faible que l'autre. (En général, vous êtes plus fort du côté droit si vous êtes droitier et inversement ; si la différence est notable, répétez deux fois le mouvement d'un côté et une fois de l'autre).

À QUATRE PATTES

Quoi que vous fassiez, ne forcez pas – si vous transpirez et vous épuisez, vous en faites trop. La méthode Pilates est une forme douce d'exercice : on ne donne pas d'à-coups dans les mouvements et on ne force pas. Vous ne devez en aucun cas ressentir de douleurs vives lorsque vous vous entraînez. Commencez toujours de manière modérée et respectez vos limites ; vous connaîtrez alors une grande satisfaction au fur et à mesure que votre corps se musclera, s'affinera et se renforcera.

Le chien

1 Mettez-vous à quatre pattes sur le sol, les genoux sous les hanches, les bras sous les épaules et la tête dans l'alignement du dos en ligne droite. Le ventre doit être rentré et les épaules tirées vers le bas.

2 En respirant normalement, soulevez une jambe et, tout en la gardant pliée à angle droit, levez le pied vers le plafond pour amener le genou dans l'alignement des hanches. Revenez ensuite en position de départ.

Répétez cet exercice cinq fois avec chaque jambe, en changeant de jambe à chaque fois.

CONSEILS

Prenez soin de garder le dos plat et ne laissez pas vos omoplates s'enfoncer.

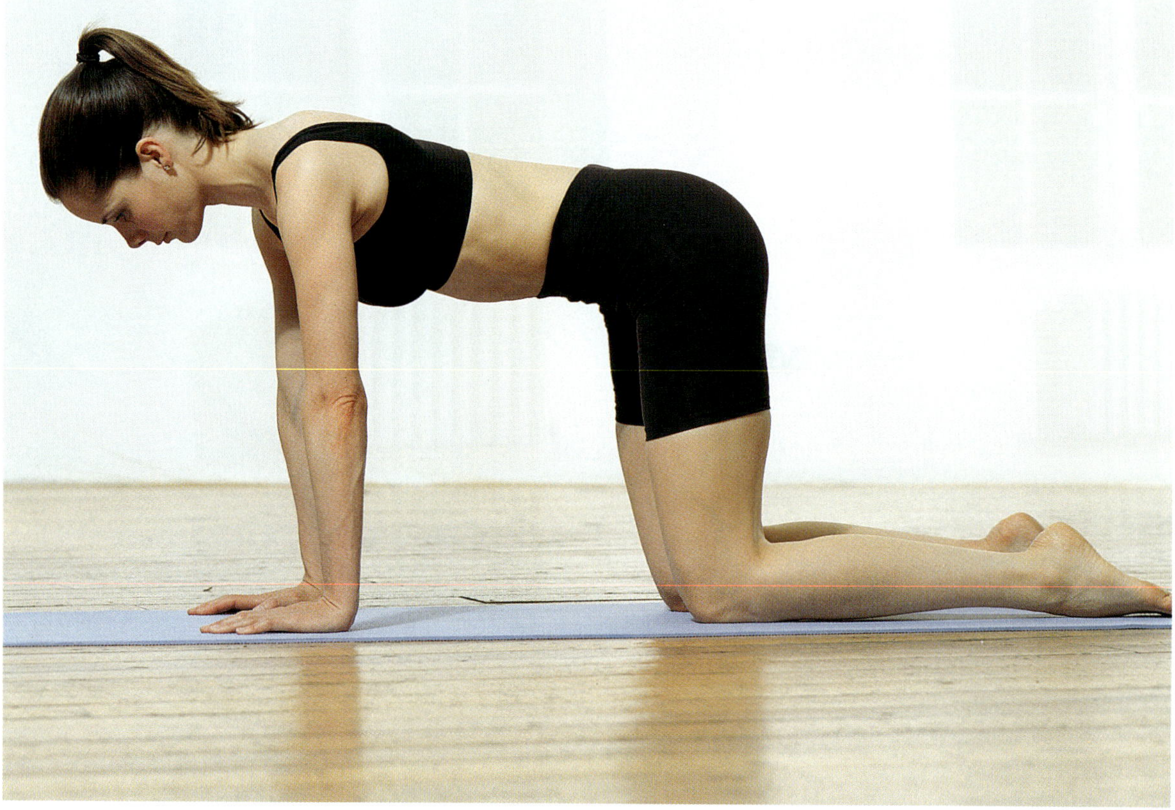

Cet exercice est tout dans le travail de la stabilité et dans le raffermissement des fessiers. C'est un excellent exercice pour les fesses.

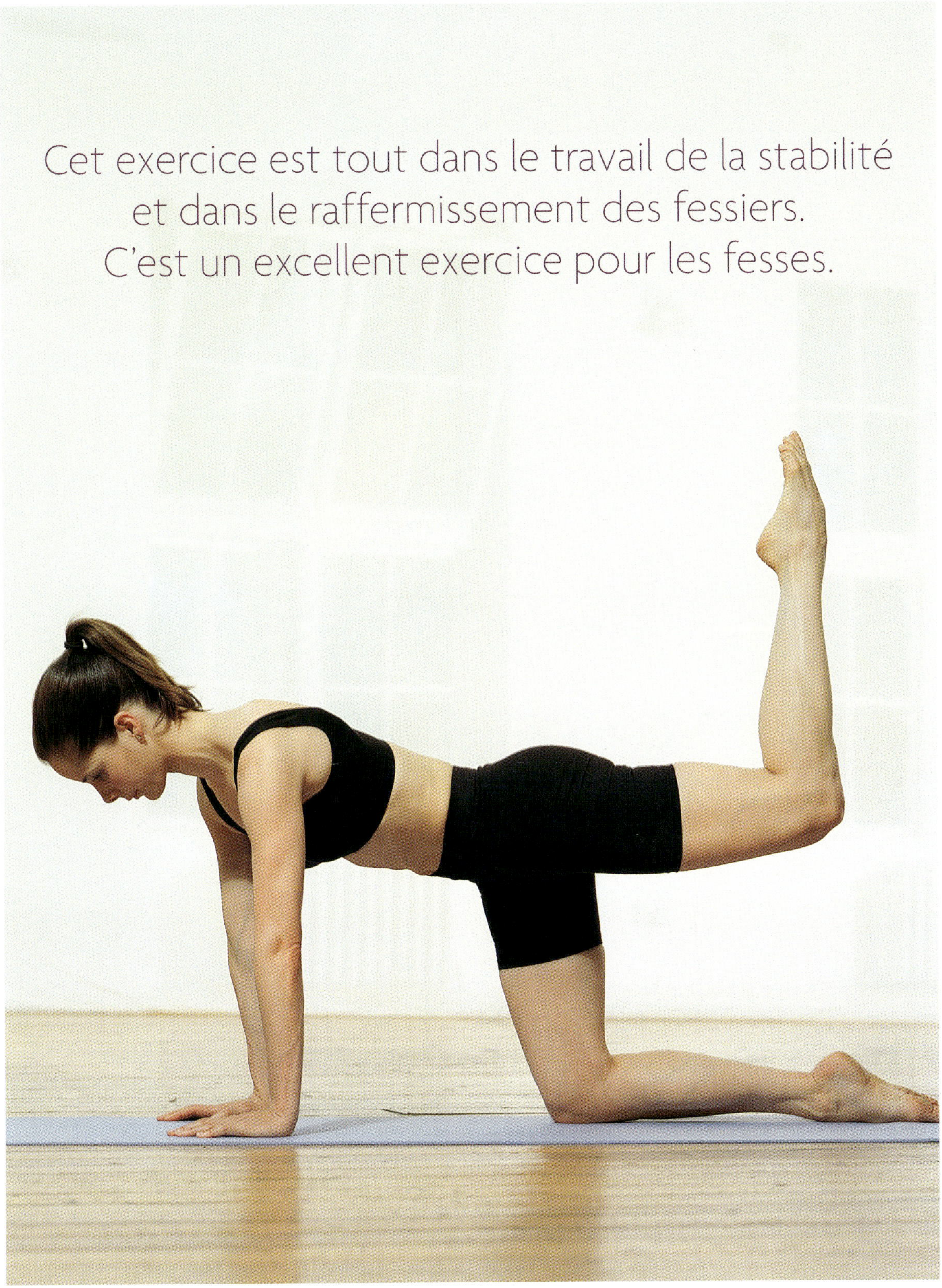

L'âne

1 Mettez-vous à quatre pattes sur le sol, les genoux sous les hanches, les bras sous les épaules et la tête dans l'alignement du dos en ligne droite. Le ventre doit être rentré et les épaules tirées vers le bas.

2 En respirant normalement, faites glisser une jambe le long du sol et tendez-la en la levant, de sorte qu'elle soit dans le prolongement du dos (c'est-à-dire alignée avec le dos). Tenez pendant cinq temps, puis revenez en position de départ.

Répétez cet exercice cinq fois avec une jambe, puis cinq fois avec l'autre.

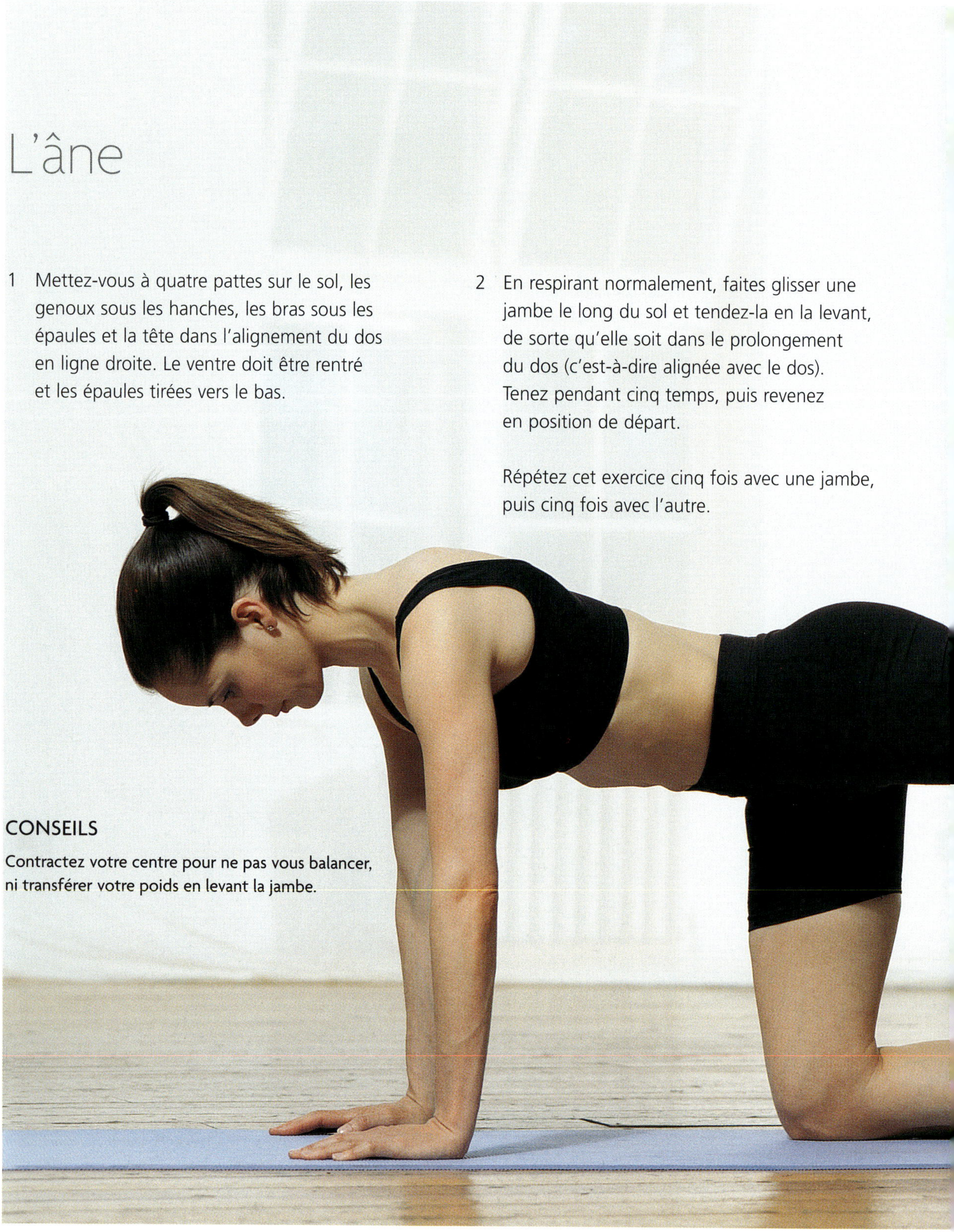

CONSEILS

Contractez votre centre pour ne pas vous balancer, ni transférer votre poids en levant la jambe.

Cet exercice permet de créer des muscles abdominaux puissants, car il nécessite que vous mainteniez tout le temps votre alignement et votre posture à l'aide de votre centre.

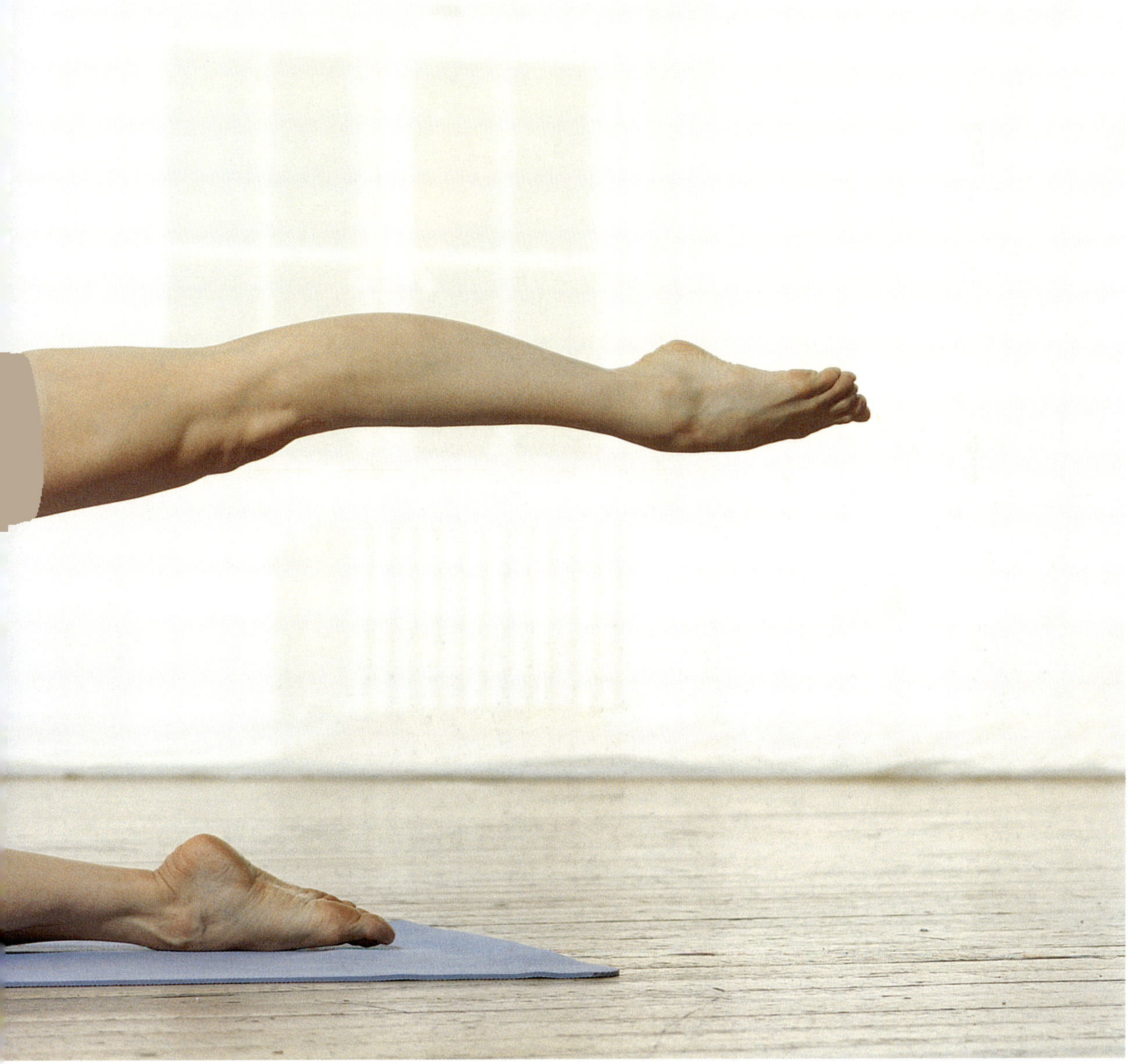

Opposition bras/jambes

1 Mettez-vous à quatre pattes sur le sol, les genoux sous les hanches, les bras sous les épaules et la tête dans l'alignement du dos en ligne droite. Le ventre doit être rentré et les épaules tirées vers le bas.

2 Inspirez et, tout en contractant les abdominaux pour maintenir votre dos droit, tendez à la fois un bras et la jambe opposée, de sorte que tous deux soient dans l'alignement de votre buste. Tendez les orteils et les doigts.

3 Expirez et revenez en position de départ. Recommencez avec l'autre bras et l'autre jambe.

Répétez cet exercice cinq fois avec chaque jambe, en changeant de côté à chaque fois.

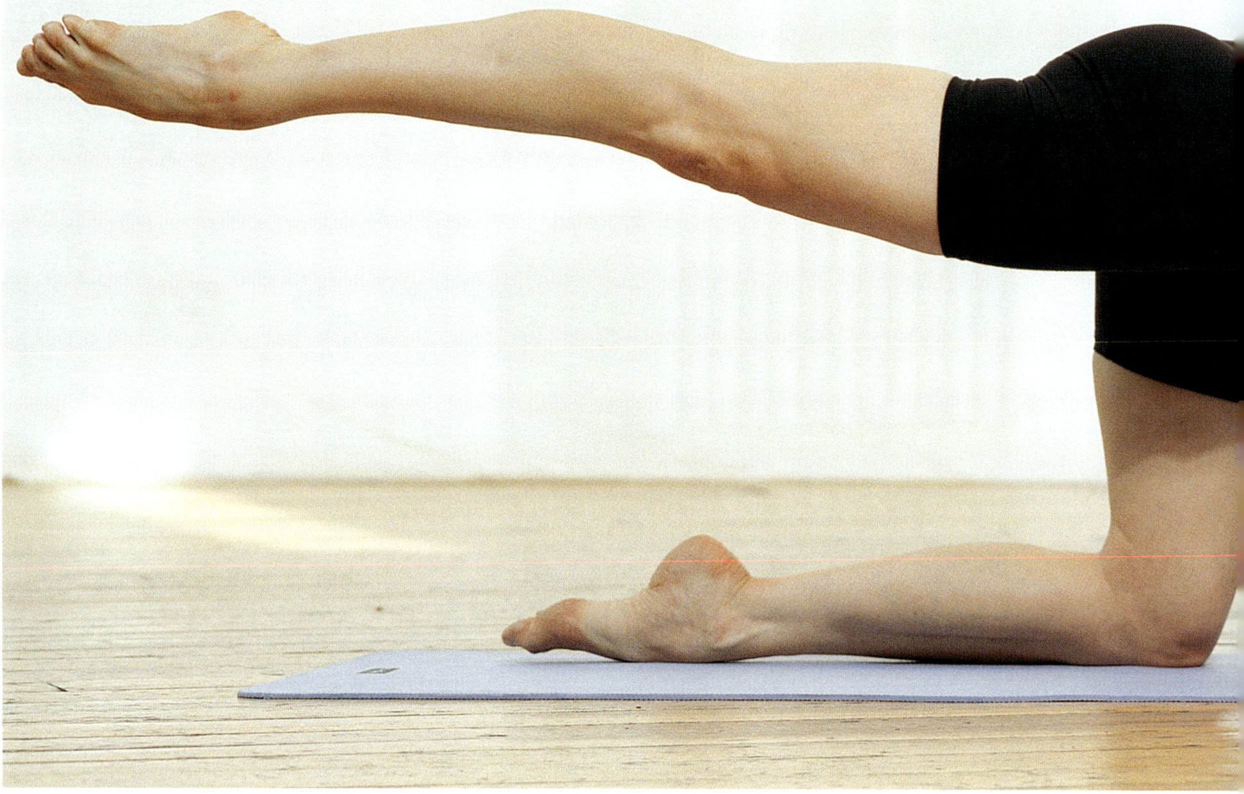

Cet exercice fait vraiment travailler les muscles abdominaux car ils doivent être contractés pour assurer votre stabilité.

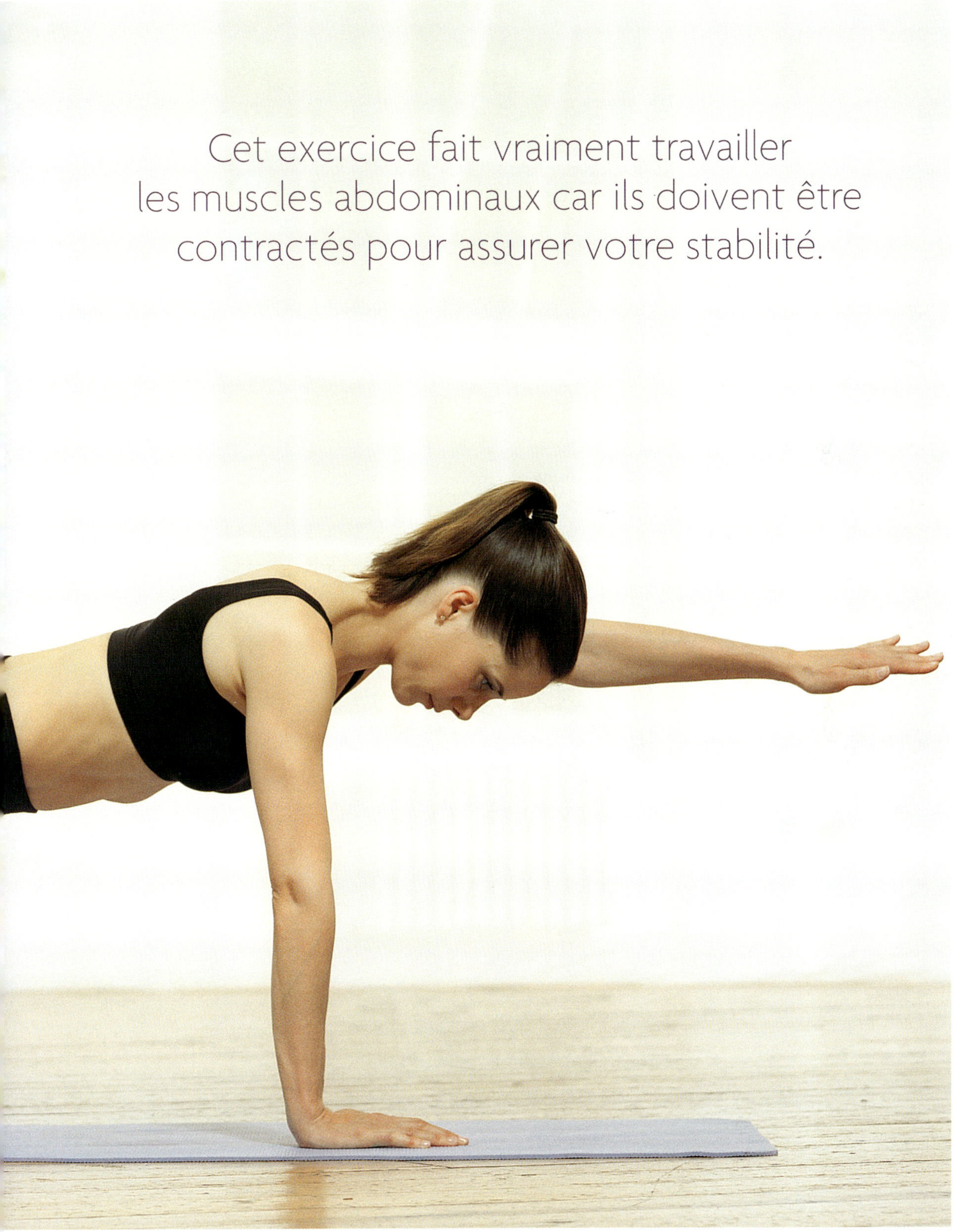

Cercles des hanches

1 Mettez-vous à quatre pattes sur le sol, les genoux sous les hanches, les bras sous les épaules et la tête dans l'alignement du dos en ligne droite. Le ventre doit être rentré et les épaules tirées vers le bas.

2 Levez un genou vers la poitrine, puis déplacez-le vers le côté extérieur puis derrière vous, et enfin revenez en position de départ. Maintenez le buste immobile et stable.
La clé est de vous imaginer en train de faire un grand cercle avec le genou.

Répétez cet exercice cinq fois avec une jambe et cinq fois avec l'autre.

CONSEILS

Prenez soin de rentrer le nombril vers la colonne tout au long de l'exercice, pour stabiliser votre dos et l'empêcher de s'enfoncer.

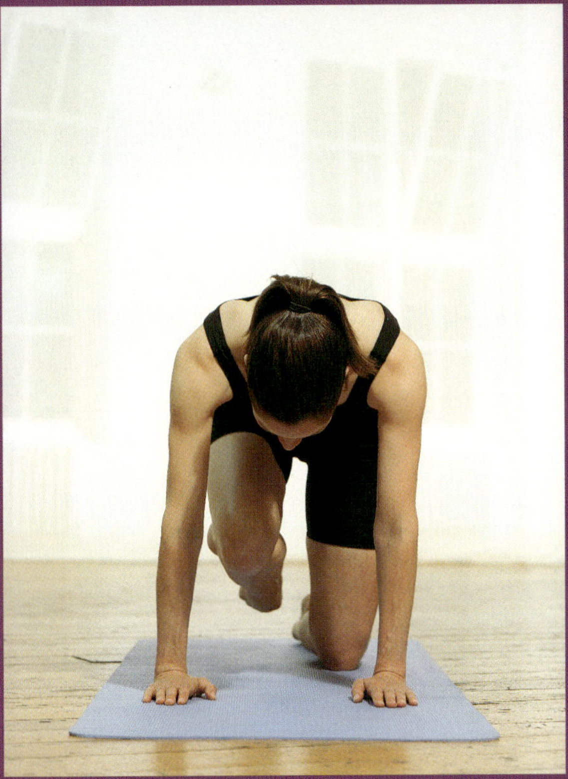

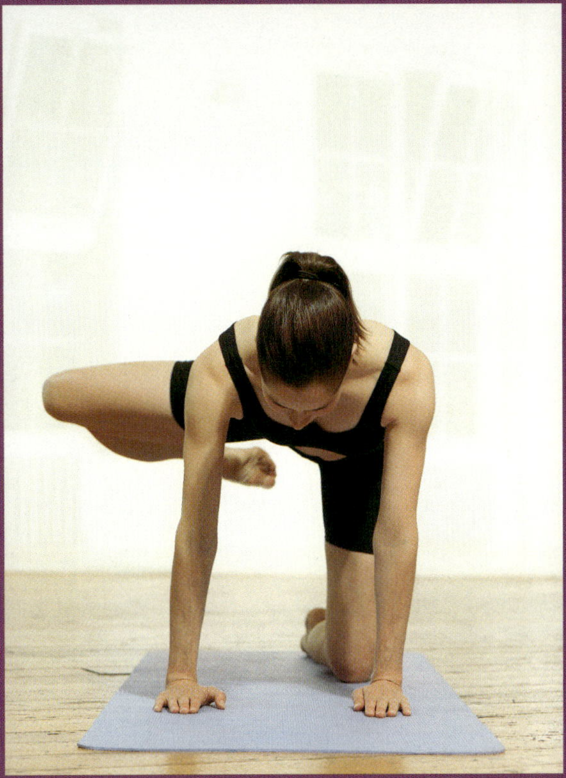

Bien que difficile,
cet exercice est excellent
car il combine
mouvement, stabilité
et rotation.

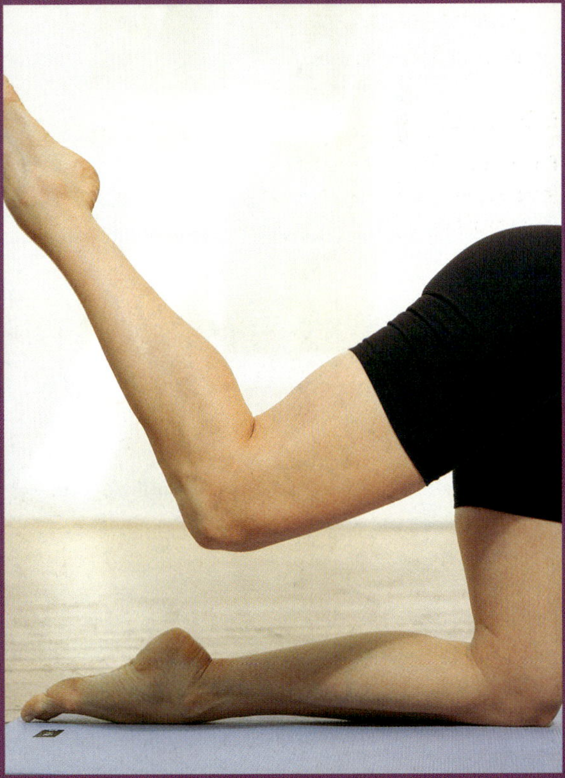

Le chat

Je pourrais pratiquer cet exercice toute la journée : c'est un merveilleux étirement de la colonne, qui vous laisse détendu.

1 Mettez-vous à quatre pattes sur le sol, les genoux sous les hanches, les bras sous les épaules et la tête dans l'alignement du dos en ligne droite. Le ventre doit être rentré et les épaules tirées vers le bas.

2 Inspirez et, tout en rentrant le nombril vers la colonne, poussez vers le haut pour vous arrondir de sorte que le buste soit enroulé (comme le dos d'un chat) et les fesses soient fermes. Relâchez la tête et laissez-la pendre.

3 Expirez et revenez en position dos droit en imaginant le coccyx s'étirer d'un côté et la tête de l'autre.

Répétez cet exercice cinq fois.

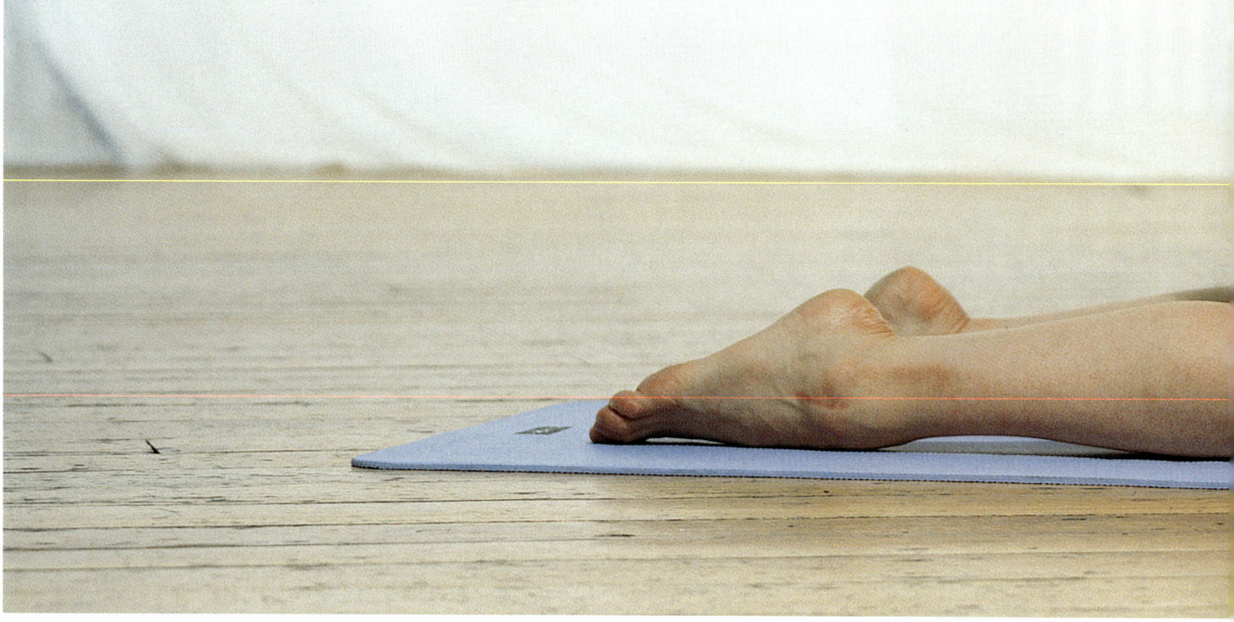

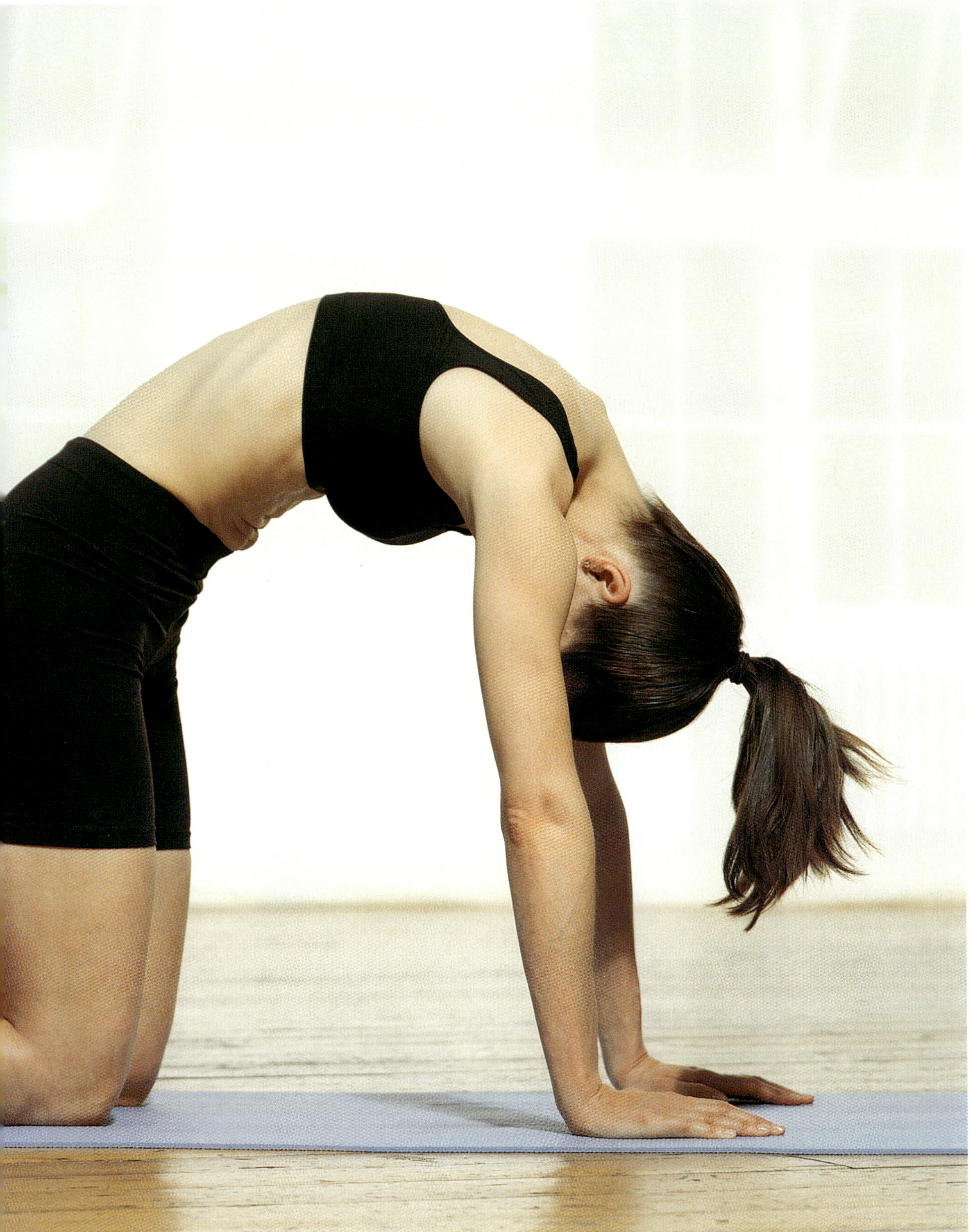

Le chat à l'envers

1 Mettez-vous à quatre pattes sur le sol, les genoux sous les hanches, les bras sous les épaules et la tête dans l'alignement du dos en ligne droite. Le ventre doit être rentré et les épaules tirées vers le bas.

2 Inspirez. En expirant, imaginez que vous poussez le nombril vers le sol (votre dos devrait se cambrer). En même temps, ouvrez le sternum et étirez-le vers l'avant, tout en maintenant les épaules abaissées et la tête dans l'alignement de la colonne vertébrale.

3 Revenez en position dos droit.

Répétez cet exercice cinq fois.

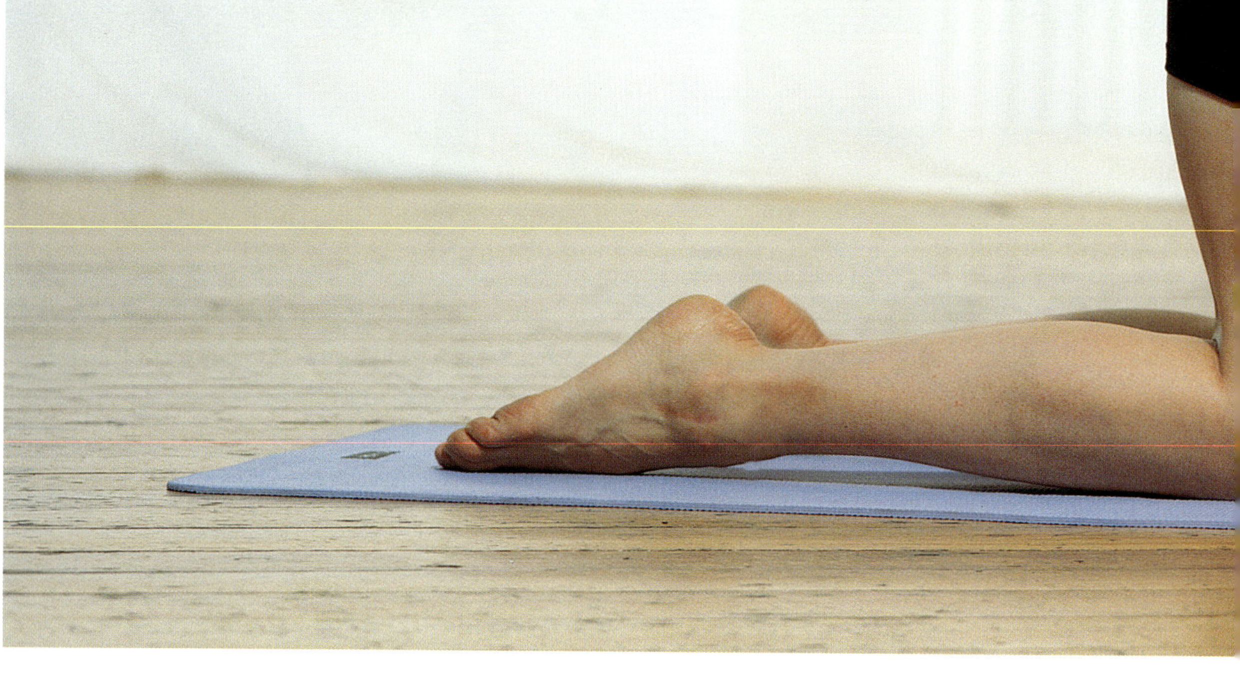

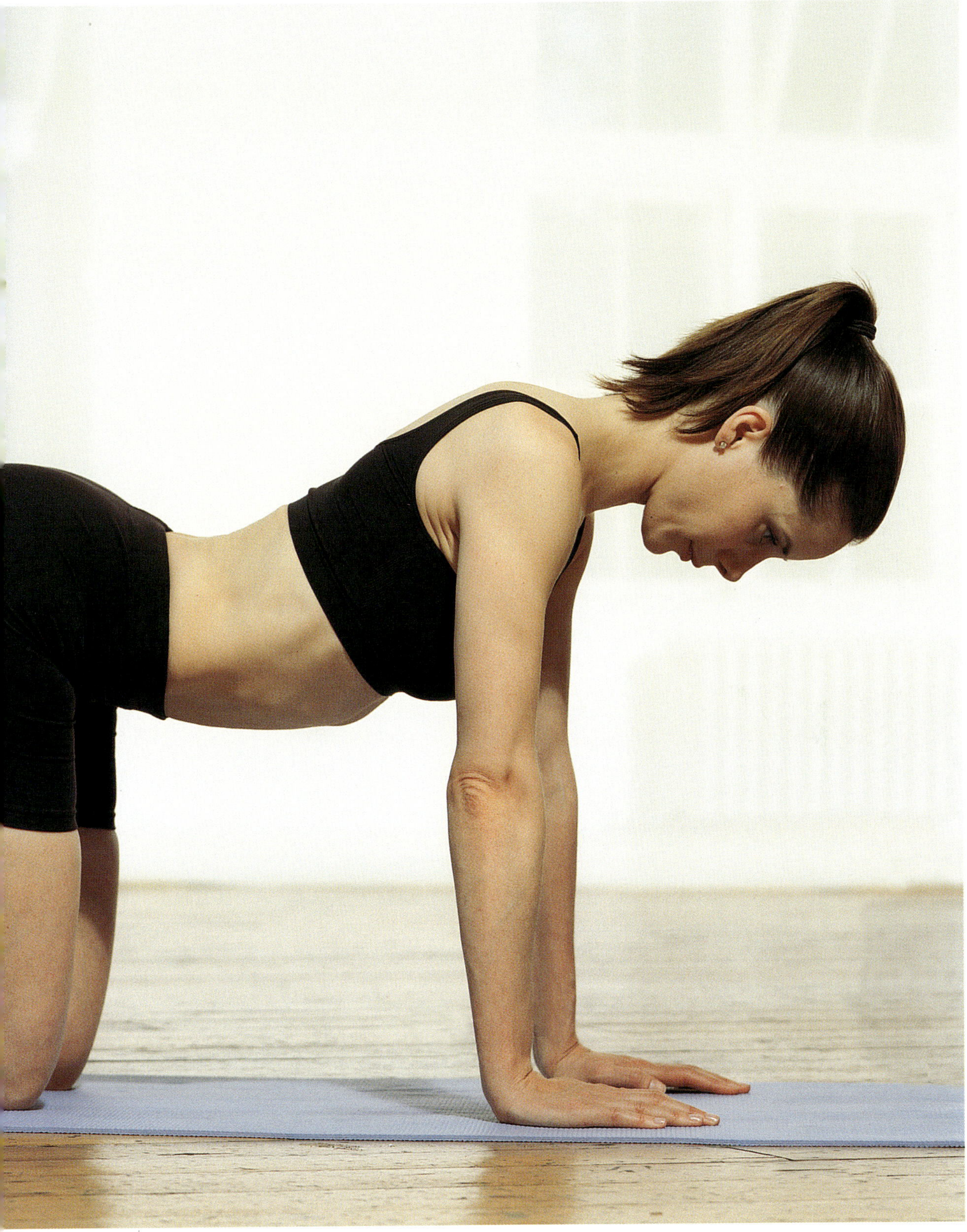

Nous avons tous tendance à faire trop travailler une partie de notre corps, en particulier lorsque nous cherchons à muscler une zone particulière. La plupart des femmes se concentrent tellement sur leur ventre qu'elles en oublient le bas du dos et les côtés. Cette partie est pourtant très importante car les muscles qui s'y trouvent permettent de donner de la longueur au buste et de définir la taille.

En général, nous laissons notre taille s'enfoncer lorsque nous sommes debout ou assis et ne pensons jamais à nous allonger sur les côtés pour donner plus de longueur au buste. Allongez votre taille : vous verrez votre colonne jaillir vers le haut et votre ventre devenir instantanément plus plat.

SUR LE VENTRE

La bonne nouvelle est que cette partie du corps est facile à muscler et à étirer.
Les exercices qui suivent aideront à faire ressortir votre taille et donneront plus de longueur et de force à votre corps. Ils vous aideront également à adopter une meilleure posture et vous assureront de ne pas avoir la tête dans les épaules.
Pensez à toujours maintenir les côtes abaissées lorsque vous vous allongez. Il ne devrait jamais y avoir de saillie au-dessus de la taille : vos côtes doivent prolonger votre ventre en ligne douce.

Du sphinx au déroulement de la colonne

1 Faites face au sol, à quatre pattes. En même temps que vous descendez les fesses (pour vous asseoir sur les talons), étendez les bras sur le sol le plus loin possible devant vous. Votre front doit maintenant reposer sur le sol. Gardez les fesses sur les talons.

2 À partir de cette position sur le ventre, inspirez, rentrez le ventre, et déroulez le dos lentement, vertèbre par vertèbre, afin d'arriver en position agenouillée. Gardez les fesses sur les talons et laissez les bras reposer le long du corps.

3 Expirez et enroulez-vous de nouveau pour revenir en position sur le ventre.

Répétez cet exercice cinq fois.

CONSEILS

Lorsque vous êtes en position sur le ventre, inspirez profondément pour remplir d'air le haut du buste et étirer la colonne vertébrale.

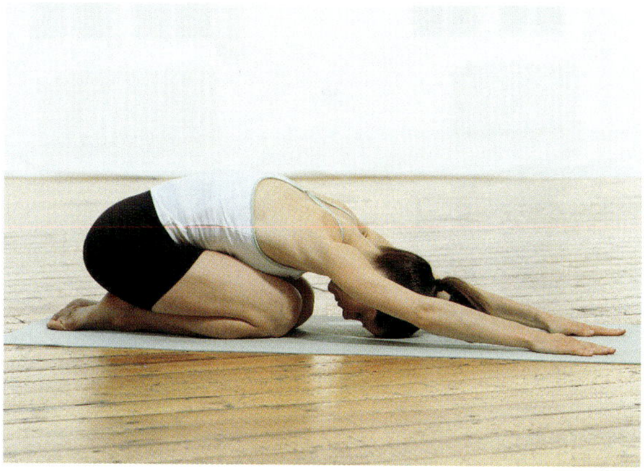

Cet exercice étire et allonge le bas du dos et la colonne.

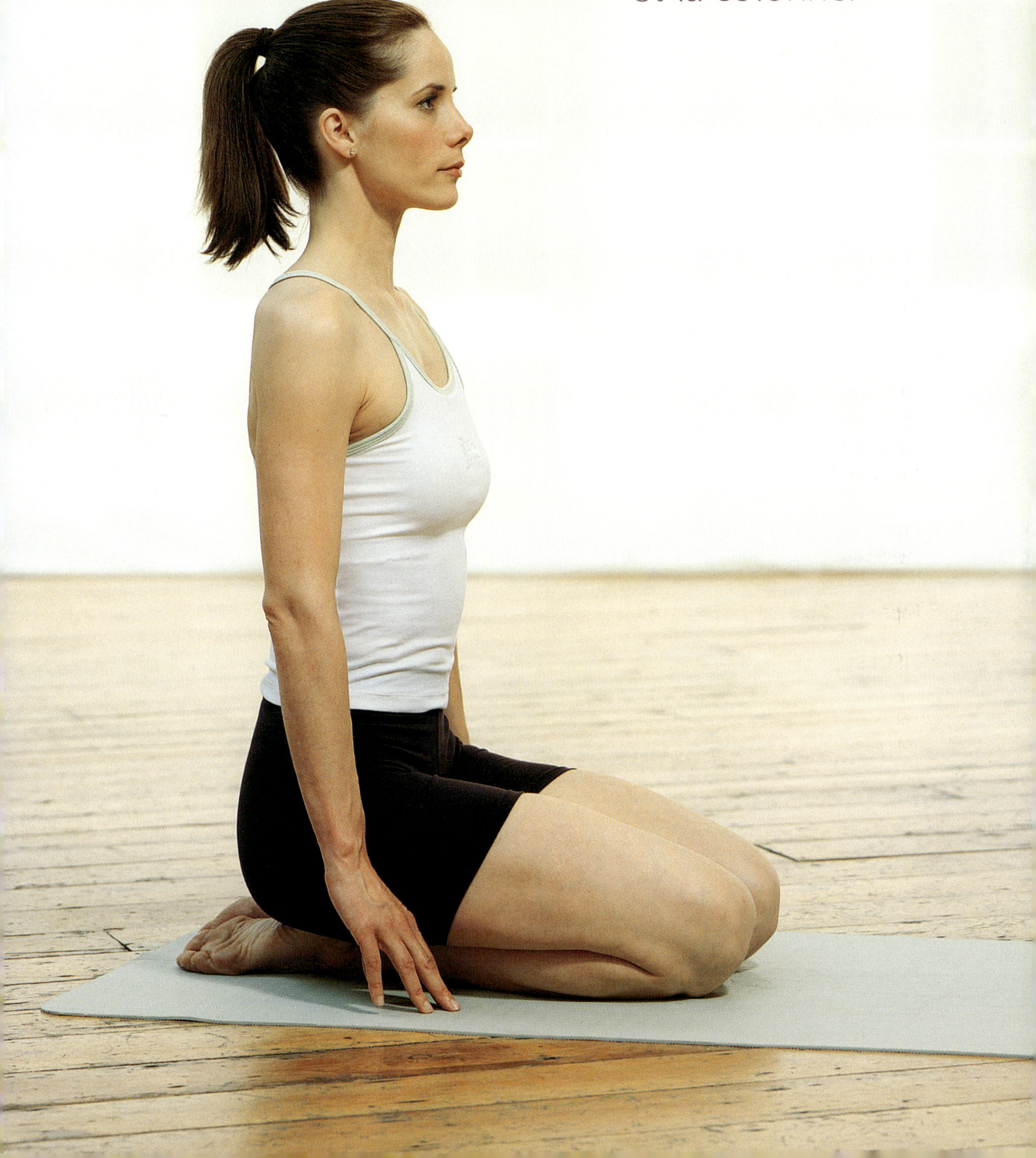

Cet exercice permet de se muscler les fesses. À la différence de beaucoup d'autres exercices faisant travailler plus d'un groupe de muscles à la fois, celui-ci vise les fessiers de manière spécifique.

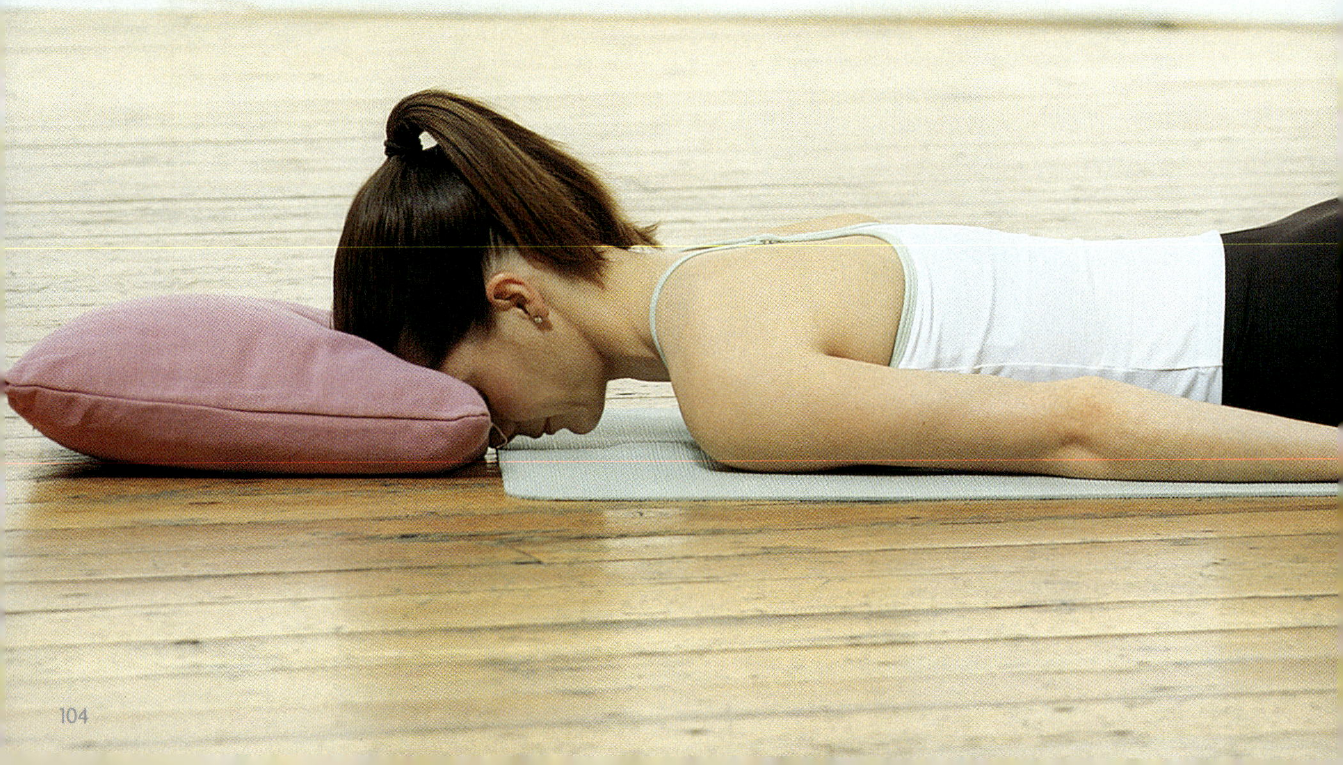

Contraction des fessiers

1 Allongez-vous au sol sur le ventre, un coussin sous le front. Gardez les bras le long du corps, la paume des mains face au plafond et le ventre rentré afin de soutenir le bas du dos.

2 Inspirez et serrez les muscles fessiers. Ne laissez pas vos ischio-jambiers se contracter, le mouvement se situe simplement au niveau des fesses. Tenez pendant cinq temps.

3 Expirez et relâchez.

Répétez cet exercice dix fois.

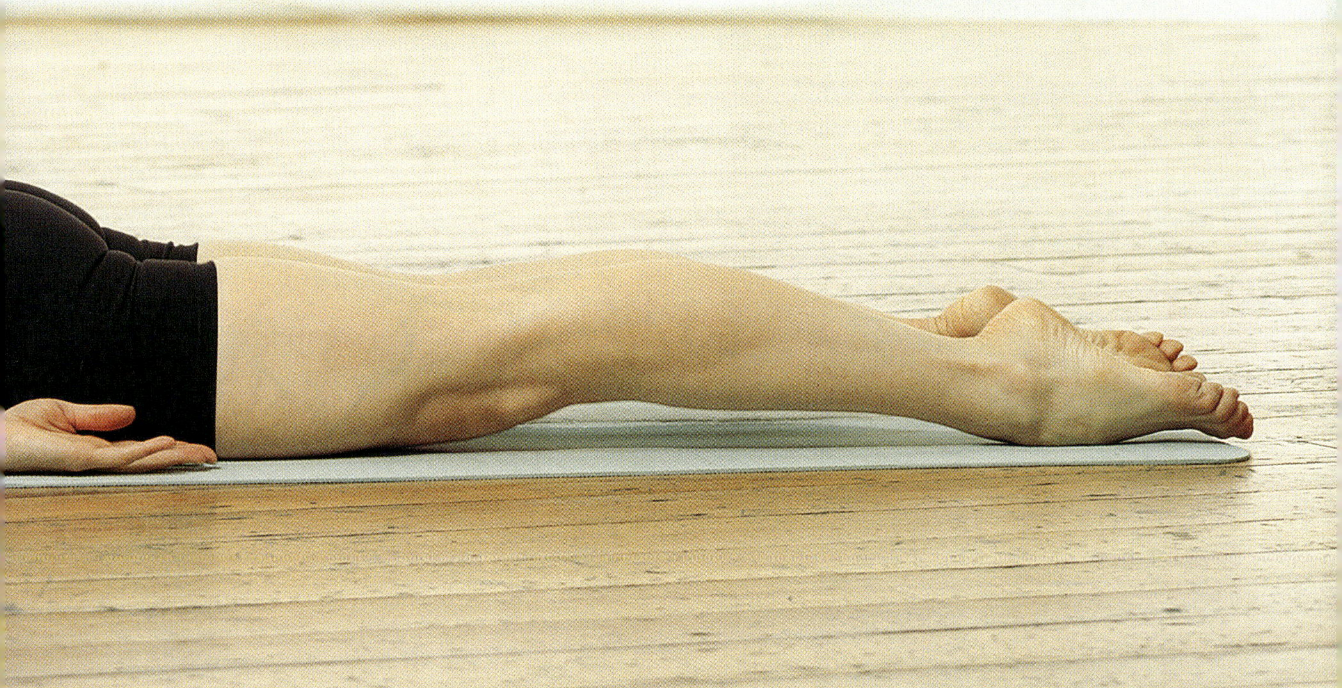

Élévation de la jambe fléchie

Un exercice facile et très efficace.

1 Allongez-vous au sol sur le ventre, un coussin sous le front. Gardez les bras le long du corps, la paume des mains face au plafond.

2 Inspirez, contractez les muscles fessiers et soulevez un pied du sol pour l'amener vers le plafond de sorte que la jambe soit pliée à angle droit. Tenez pendant deux temps.

3 Expirez et revenez en position de départ.

Répétez cet exercice cinq fois avec une jambe, puis cinq fois avec l'autre.

ASTUCE

Ne cambrez pas le dos. Contractez les abdominaux et le périnée. Enfoncez le pubis dans le sol pour plus de maintien.

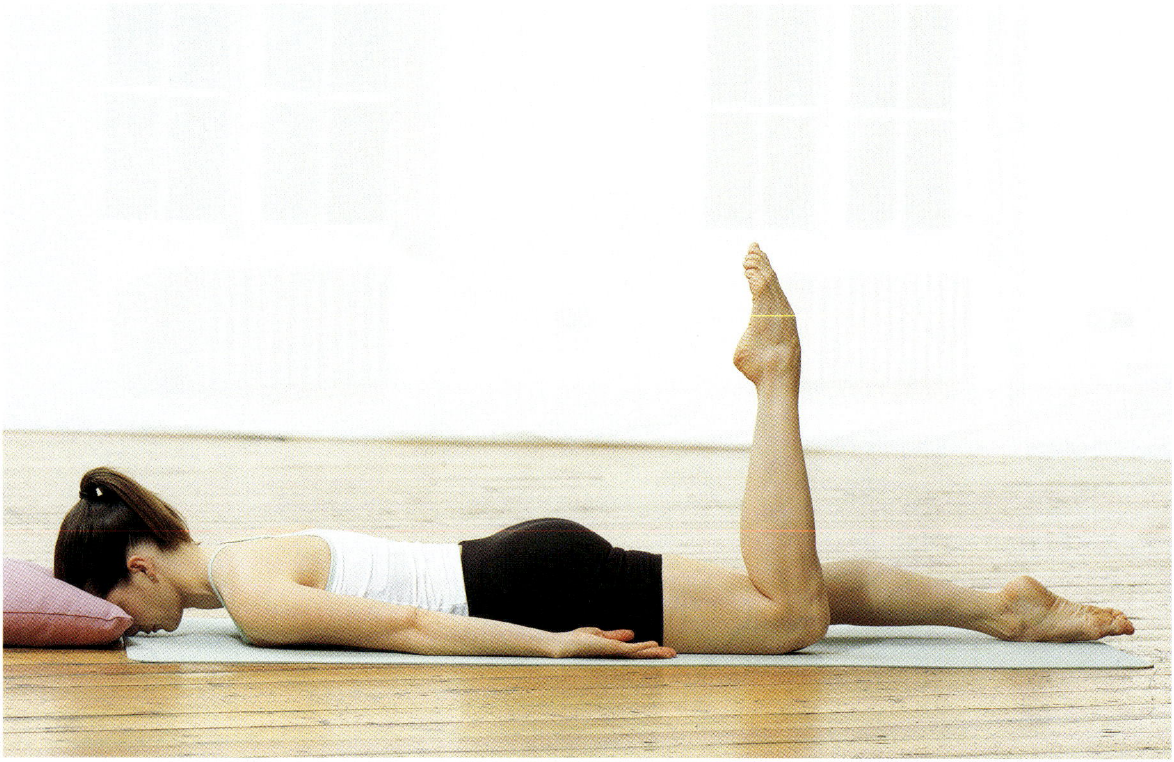

Élévation de la jambe tendue

Cet exercice fait travailler l'intérieur des cuisses et les fesses car en tenant la jambe soulevée, vous contractez automatiquement les muscles de l'intérieur des cuisses et les fessiers.

1 Allongez-vous au sol sur le ventre, un coussin sous le front. Gardez les bras le long du corps, la paume des mains face au plafond.

2 Inspirez, contractez les muscles fessiers et soulevez une jambe du sol. Tenez pendant quatre temps. Ne laissez pas votre jambe trembler.

3 Expirez et revenez en position de départ.

Répétez cet exercice cinq fois avec une jambe et cinq fois avec l'autre.

ASTUCE

Ne cambrez pas le dos. Contractez les abdominaux et le périnée. Enfoncez le pubis dans le sol pour plus de maintien.

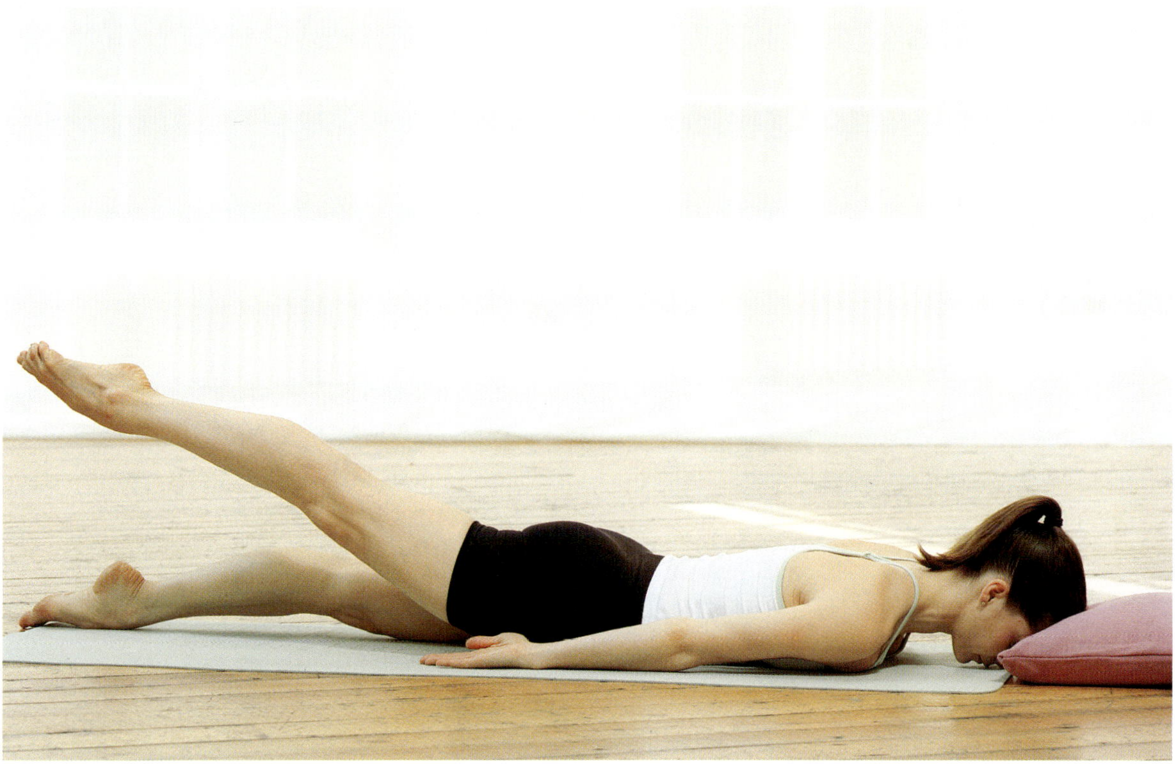

Abdominaux Demetri

Un excellent exercice d'extension de la colonne, merveilleux pour le ventre, et un étirement formidable après les exercices à quatre pattes.

1 Asseyez-vous sur le sol, le dos droit, les genoux pliés et les pieds joints. Entourez les genoux avec les bras.

2 Inspirez et laissez basculer le menton vers la poitrine afin que le buste forme un C.

3 Rentrez le nombril vers la colonne et allongez votre colonne vertébrale en imaginant que vous essayez de toucher le mur derrière vous.

4 Expirez et redressez vous en partant du bas de la colonne vers le haut.

Répétez cet exercice cinq fois.

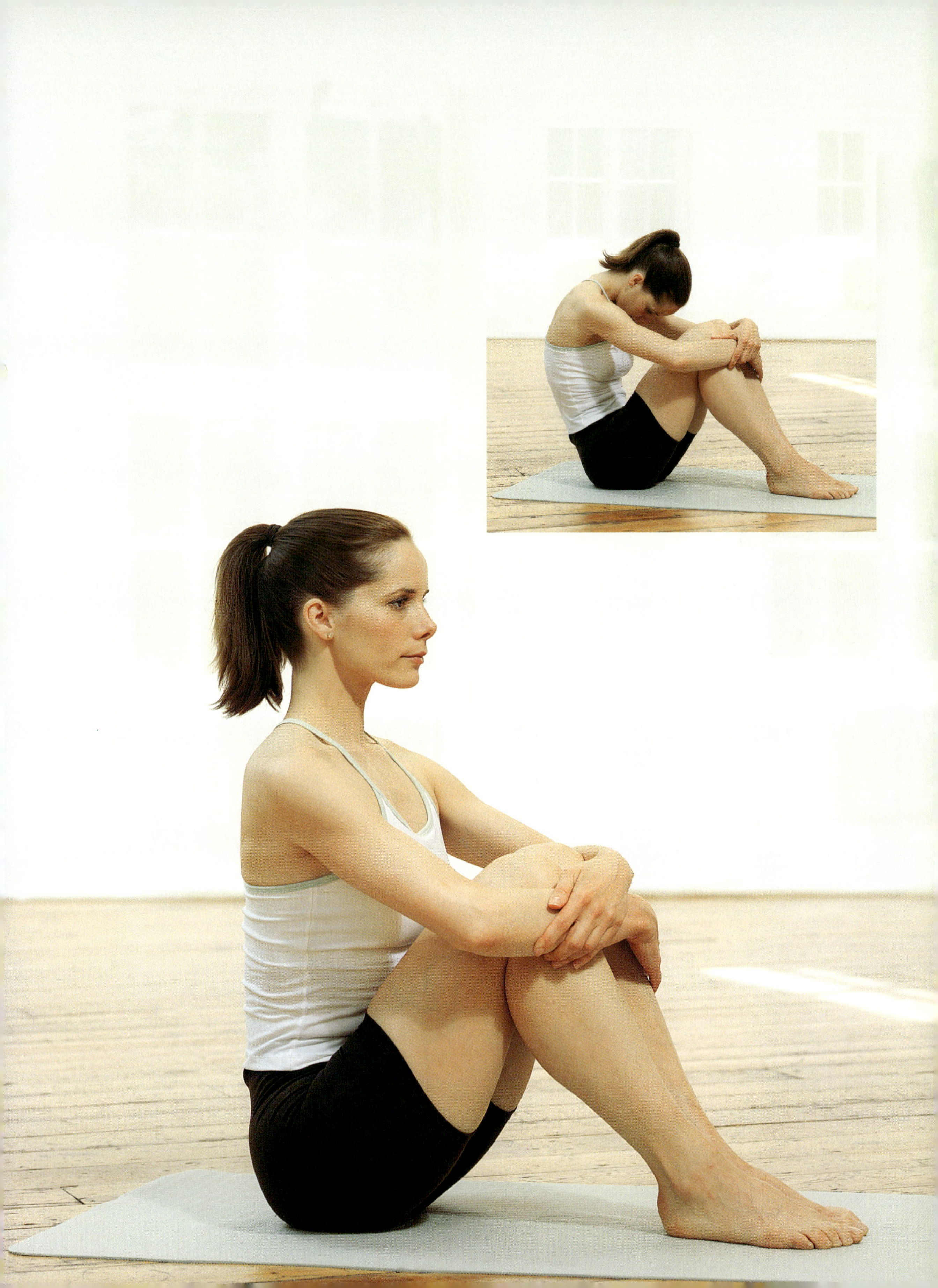

Tenir en équilibre nécessite un bon alignement du corps. Le faire correctement ressemble à un exercice de méditation : il faut être bien concentré pour diriger son énergie de manière à trouver la bonne position et/ou à la tenir.

Lorsque vous êtes bien stable, vous savez que votre position est bonne.

Vous vacillez ? Essayez de fixer un point du regard pour vous aider à vous concentrer. Rappelez-vous aussi que, pour être bien en équilibre, vous devez solliciter vos muscles abdominaux et contracter ceux du périnée. C'est ce qui aide votre corps à se tenir stable.

ÉQUILIBRE ET SOULEVÉS

L'autre bienfait d'apprendre à garder l'équilibre tient au fait que nous sommes tous fautifs d'utiliser toujours et encore les mêmes muscles dans la vie quotidienne. Les mouvements répétitifs, comme ceux de toujours porter son sac sur la même épaule ou d'utiliser plus une jambe ou un côté que l'autre, finissent par rompre l'alignement du corps. Lorsque cela arrive, le corps se protège de manière étrange. C'est pourquoi il est important de contrecarrer les mauvaises habitudes que vous avez pu développer en travaillant sur le rééquilibrage et l'alignement du corps au moyen des exercices qui suivent.

Les palourdes (I)

Un excellent exercice pour les fesses.

1 Allongez-vous sur le côté, les genoux pliés devant vous, les pieds joints (la plante des pieds dans l'alignement du dos) et le ventre rentré. Gardez le bras du dessous étendu sous la tête et l'autre main posée sur le sol devant vous afin de vous soutenir.

2 Inspirez. Puis expirez et soulevez le genou du dessus afin de le pointer vers le plafond tout en prenant soin de ne pas laisser la taille s'enfoncer. Les pieds restent joints et les fesses fermes (le mouvement doit partir des fessiers). Prenez garde de conserver l'alignement du corps et de ne pas laisser la hanche basculer vers l'extérieur.

3 Inspirez et revenez en position de départ.

Répétez cet exercice dix fois avec une jambe, puis tournez-vous et recommencez dix fois avec l'autre.

CONSEILS

Ne laissez pas vos hanches basculer vers l'avant ou l'arrière, pendant cet exercice. Imaginez que vous êtes allongé contre un mur, et que vos pieds, votre dos et votre tête le touchent.

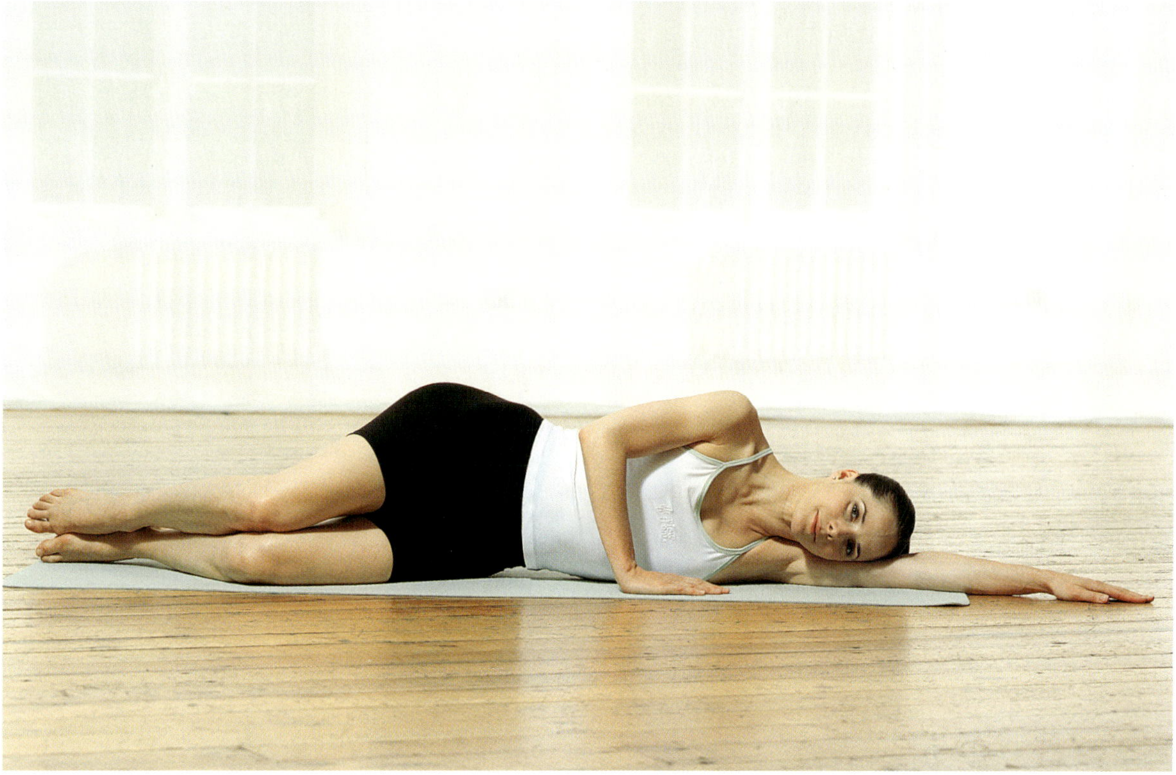

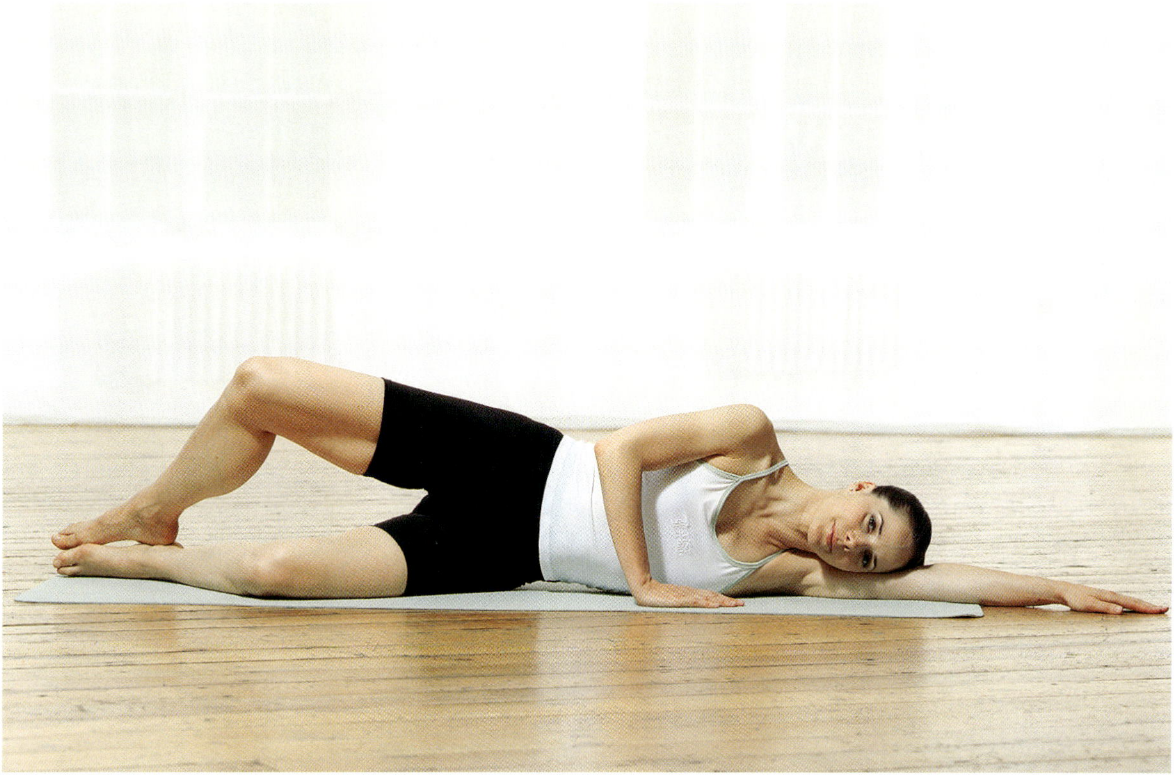

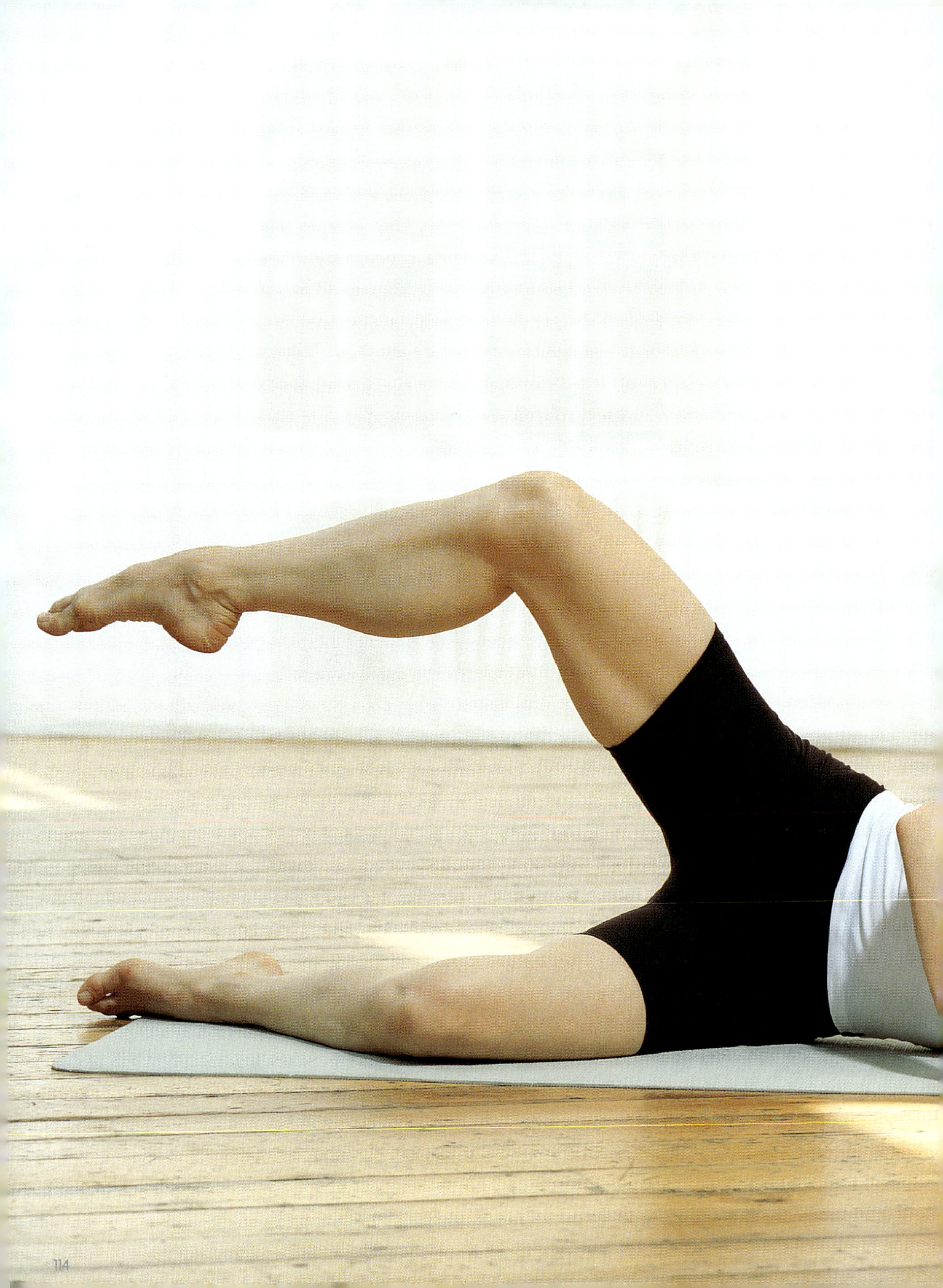

Les palourdes (II)

1 Allongez-vous sur le côté, les genoux pliés devant vous, les pieds joints (la plante des pieds dans l'alignement du dos) et le ventre rentré. Gardez le bras du dessous étendu sous la tête et l'autre main posée sur le sol devant vous afin de vous soutenir.

2 Inspirez et soulevez le genou du dessus afin de le pointer vers le plafond, tout en prenant soin de ne pas laisser la taille s'enfoncer. Gardez la jambe dans cette position et soulevez-la en direction de la hanche. Expirez et redescendez la jambe jusqu'à ce que les pieds se touchent.

Répétez cet exercice dix fois avec une jambe, puis tournez-vous et recommencez dix fois avec l'autre.

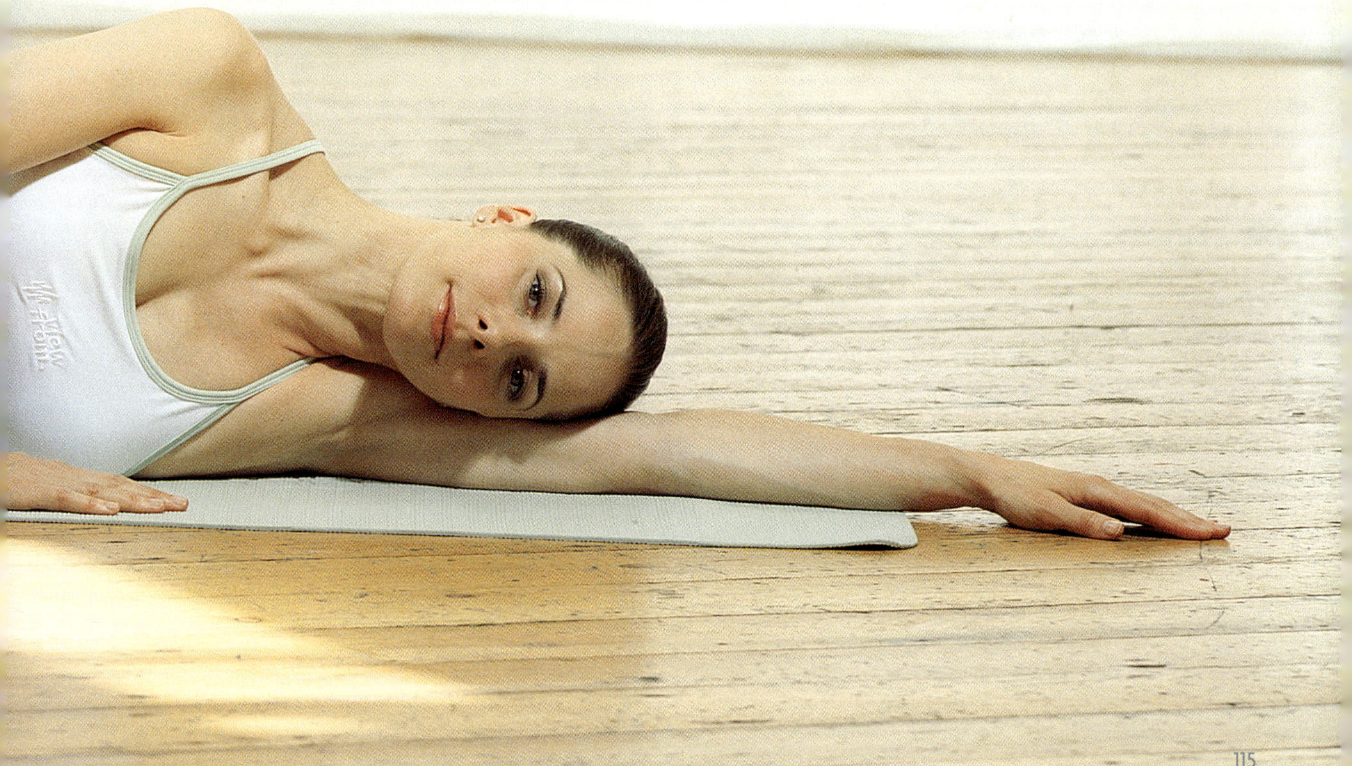

Cet exercice muscle et raffermit l'intérieur et l'extérieur des cuisses.

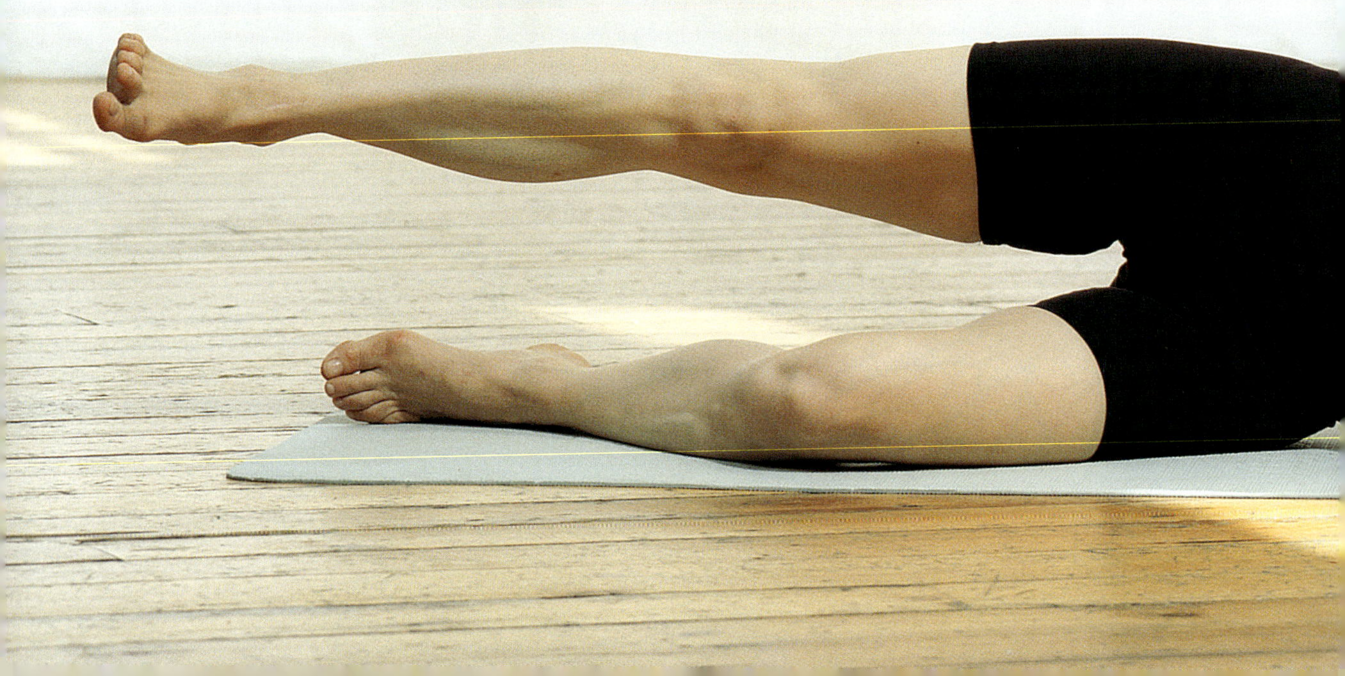

Rond de jambe

1 Allongez-vous sur le côté, la jambe du dessous légèrement pliée, la jambe du dessus tendue et dans l'alignement du buste. Gardez le bras du dessous étendu sous la tête et l'autre main posée sur le sol devant vous afin de vous soutenir.

2 En respirant normalement, soulevez la jambe du dessus pour la placer à la hauteur de la hanche du dessus, et fléchissez le pied.

3 Dans cette position, effectuez des petits cercles dans un sens pendant quatre temps.

4 Revenez en position de départ, puis soulevez la jambe et effectuez de nouveau de petits cercles en sens inverse pendant quatre temps.

Répétez cet exercice cinq fois dans chaque sens, puis tournez-vous et recommencez avec l'autre jambe.

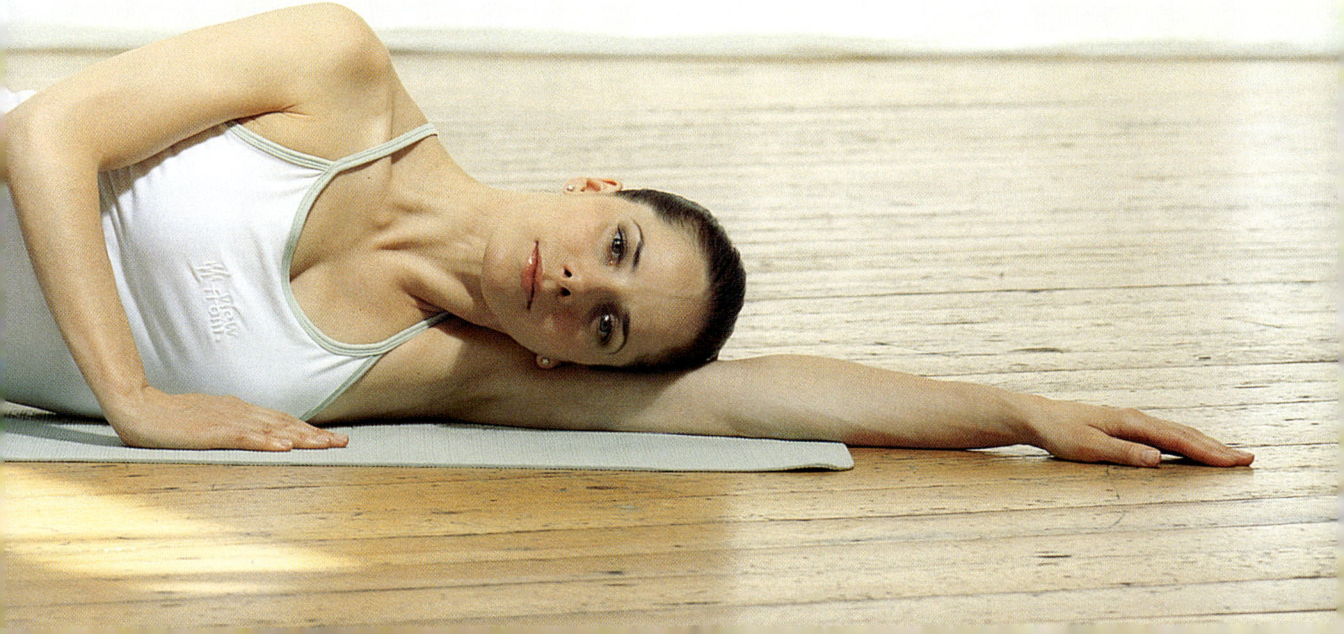

Les ciseaux

Un très bon exercice pour les jambes et le ventre, car il nécessite de la stabilité.

1 Allongez-vous sur le côté, la jambe du dessous légèrement pliée et le pied fléchi. Soulevez la jambe du dessus et déplacez-la vers l'avant jusqu'à ce qu'elle soit perpendiculaire au buste. Gardez le bras du dessous étendu sous la tête et l'autre main posée sur le sol devant vous afin de vous soutenir.

2 En respirant normalement, soulevez la jambe du dessus afin qu'elle soit parallèle au sol. Contractez les fessiers et, dans un mouvement continu de rotation de la hanche, ramenez lentement la jambe vers l'arrière, dans l'alignement du buste, puis de nouveau vers l'avant.

Répétez cet exercice cinq fois avec une jambe, puis tournez-vous et recommencez cinq fois avec l'autre.

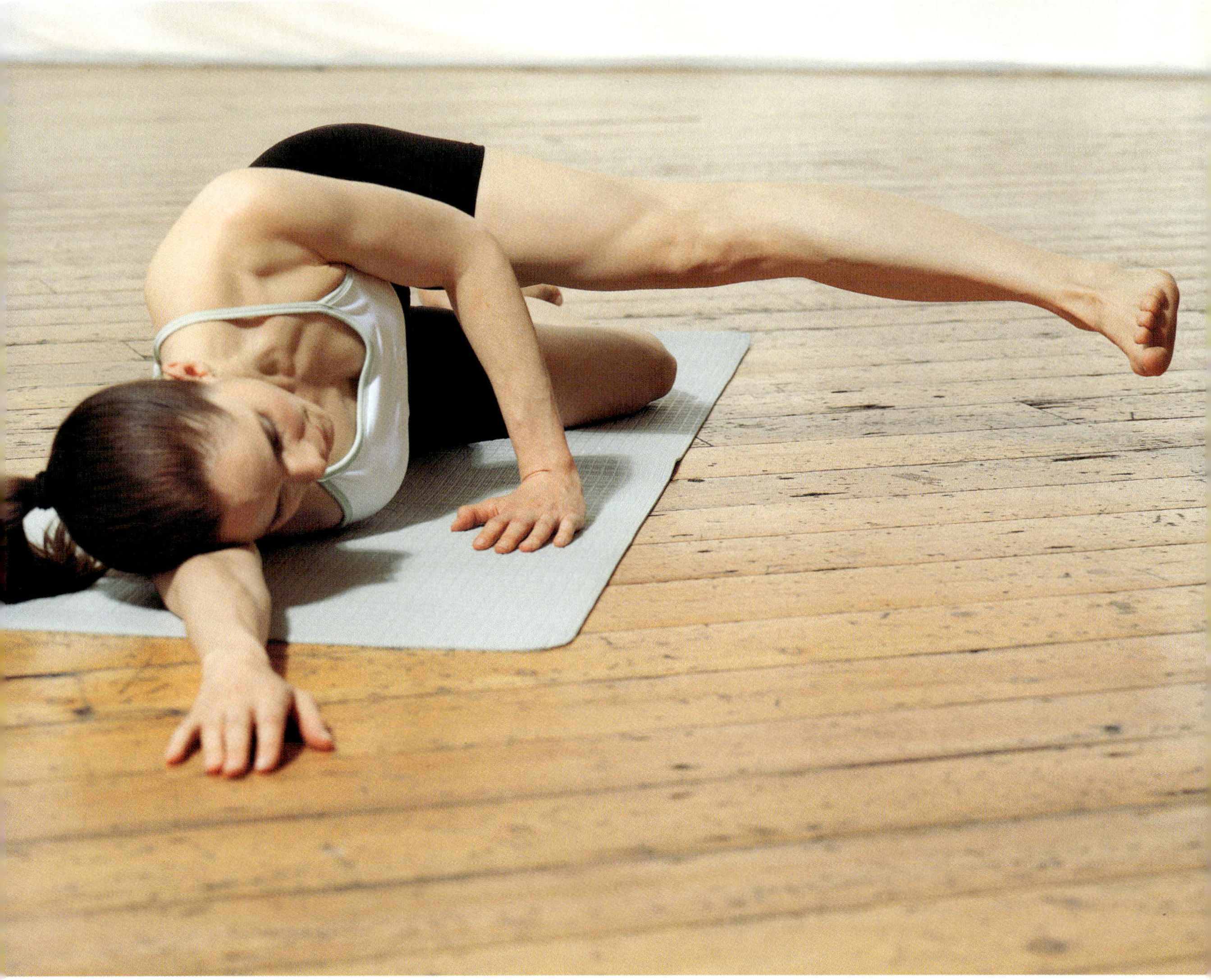

Soulevé des deux jambes

1 Allongez-vous sur le côté, les deux jambes tendues et placées légèrement devant votre corps de sorte que vous puissiez voir vos pieds. Gardez le bras du dessous étendu sous la tête et l'autre main posée sur le sol devant vous afin de vous soutenir. Contractez les muscles abdominaux pour soutenir votre dos.

2 En respirant normalement, tendez les deux jambes depuis les chevilles jusqu'à ce que les jambes se soulèvent du sol. Tenez pendant un temps, puis revenez en position de départ. L'ensemble du mouvement doit durer quatre temps.

Répétez cet exercice cinq fois d'un côté, puis tournez-vous et recommencez cinq fois de l'autre.

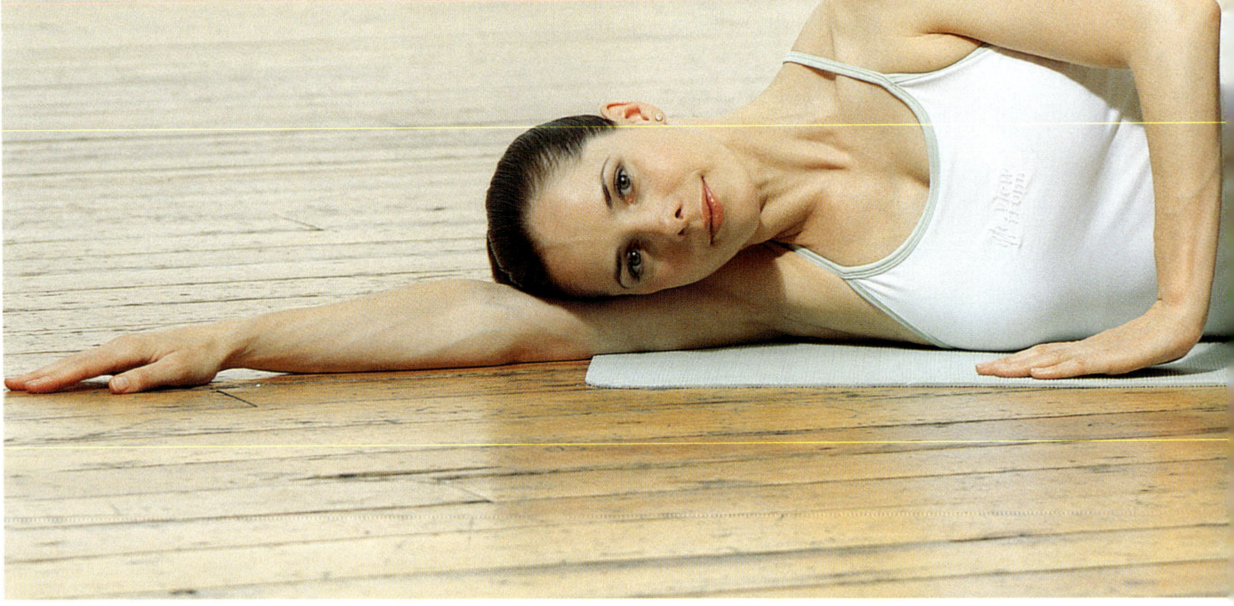

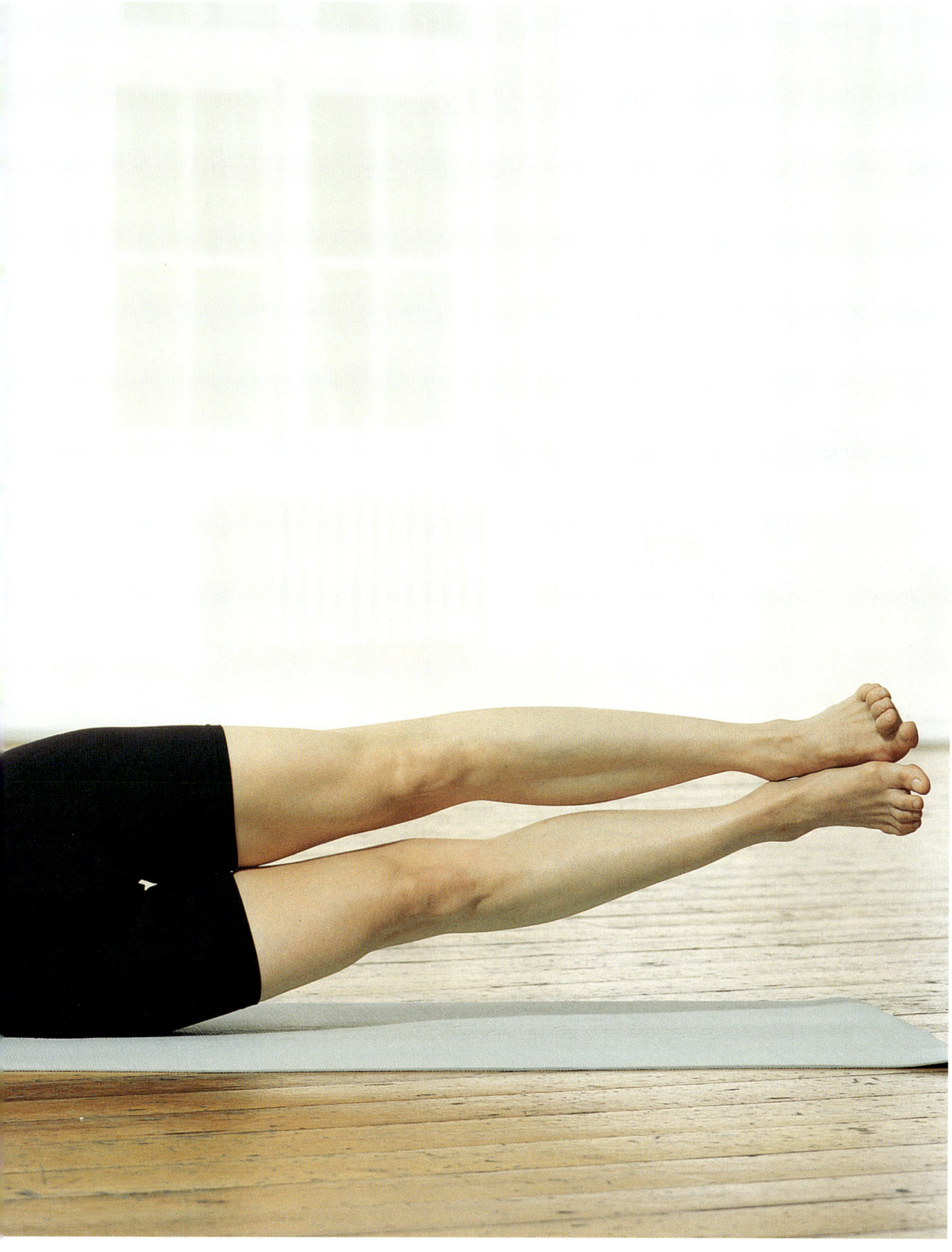

Battements de jambes

1 Allongez-vous sur le côté, les jambes tendues et dans l'alignement du corps. Gardez le bras du dessous étendu sous la tête et l'autre main posée sur le sol devant vous afin de vous soutenir.

2 Inspirez et, à l'aide des muscles abdominaux, soulevez les deux jambes dix centimètres au-dessus du sol. Expirez.

3 Tout en conservant les deux jambes soulevées, inspirez et faites dix battements avec les deux jambes, en respirant normalement. Reposez les deux jambes sur le sol.

Tournez-vous et recommencez dix battements de l'autre côté.

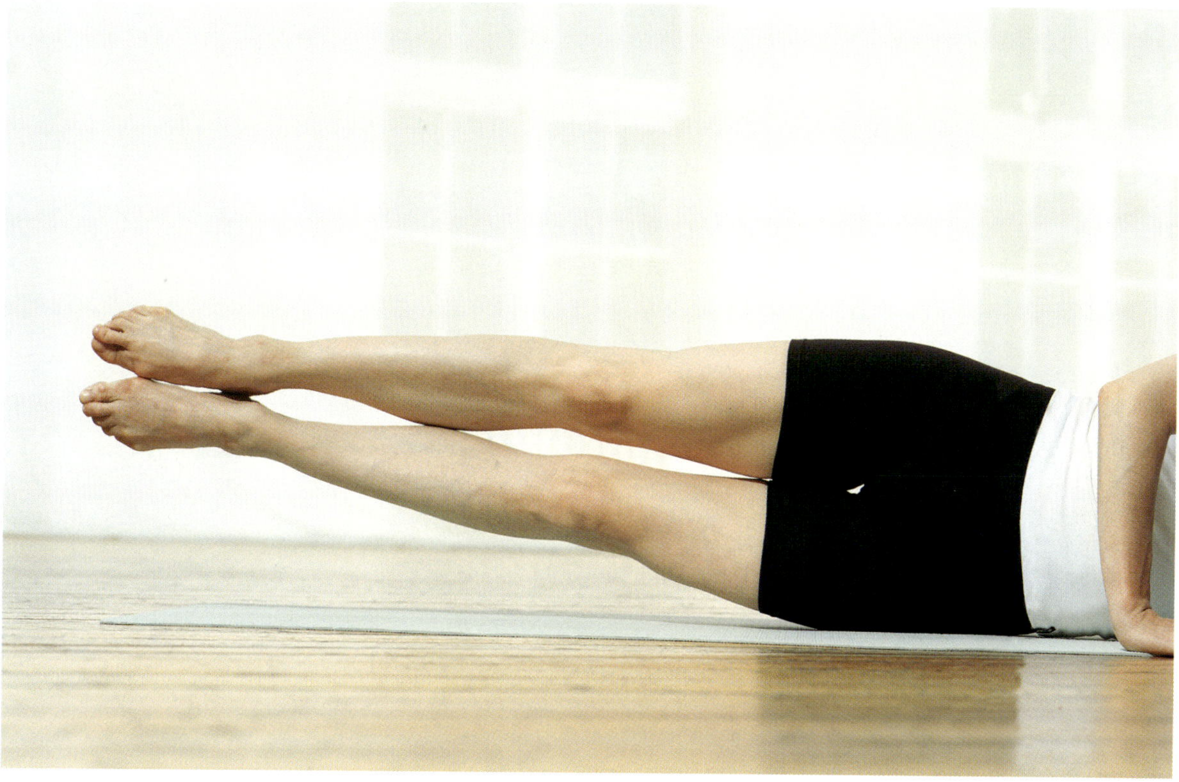

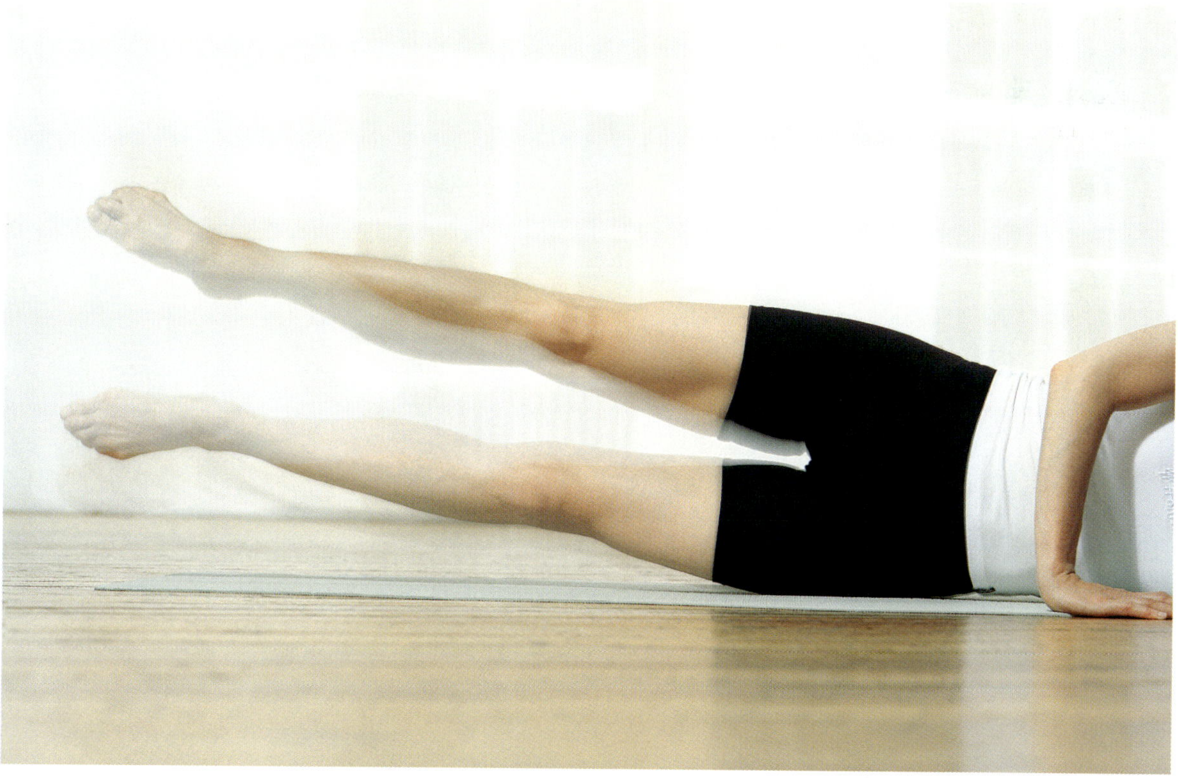

Soulevés de l'intérieur des cuisses (I)

1 Allongez-vous sur le côté et placez la jambe et le genou du dessus devant vous sur un coussin. La jambe du dessous reste tendue. Ne laissez pas votre hanche basculer vers l'avant : elle doit rester sur le même plan que la colonne. Gardez le bras du dessous étendu sous la tête et l'autre main posée sur le sol devant vous afin de vous soutenir.

2 En respirant normalement, fléchissez le pied et soulevez la jambe du dessous. Allongez-la tout en éloignant la cheville du sol. Tenez pendant dix temps.

Tournez-vous et recommencez avec l'autre jambe en tenant dix temps.

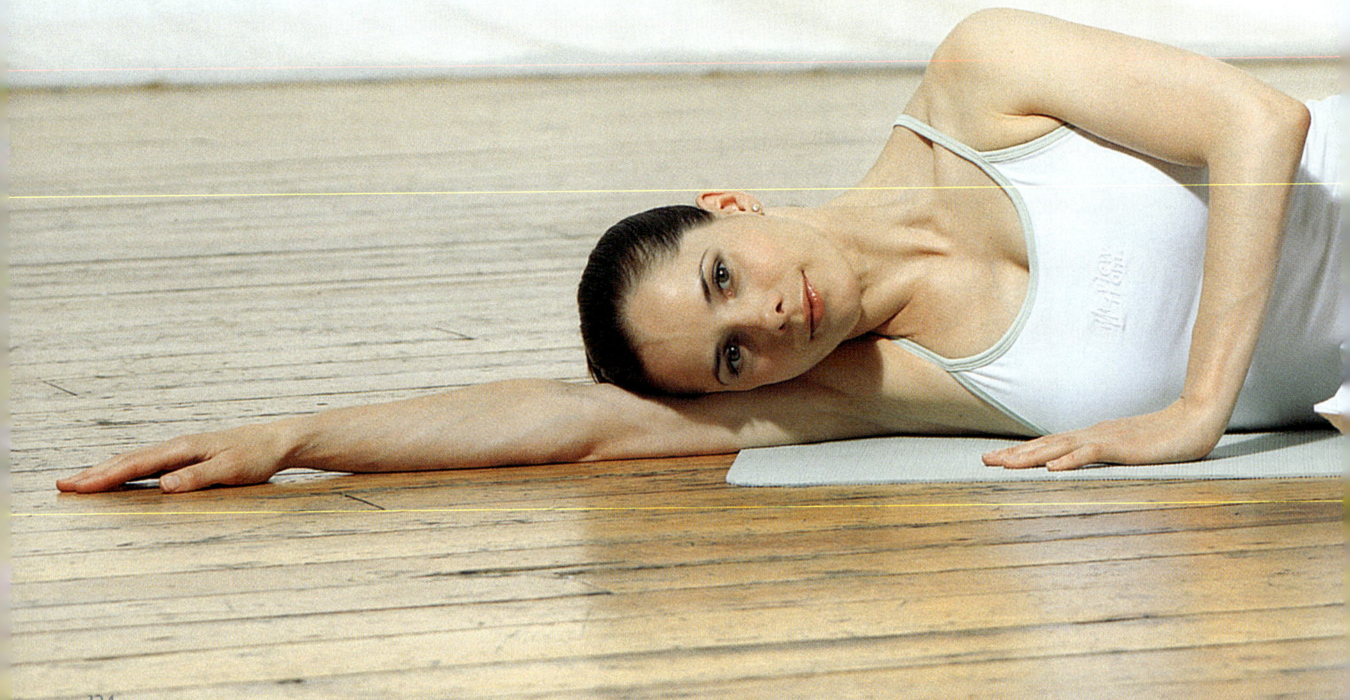

Parfait pour la musculation de l'intérieur des cuisses.

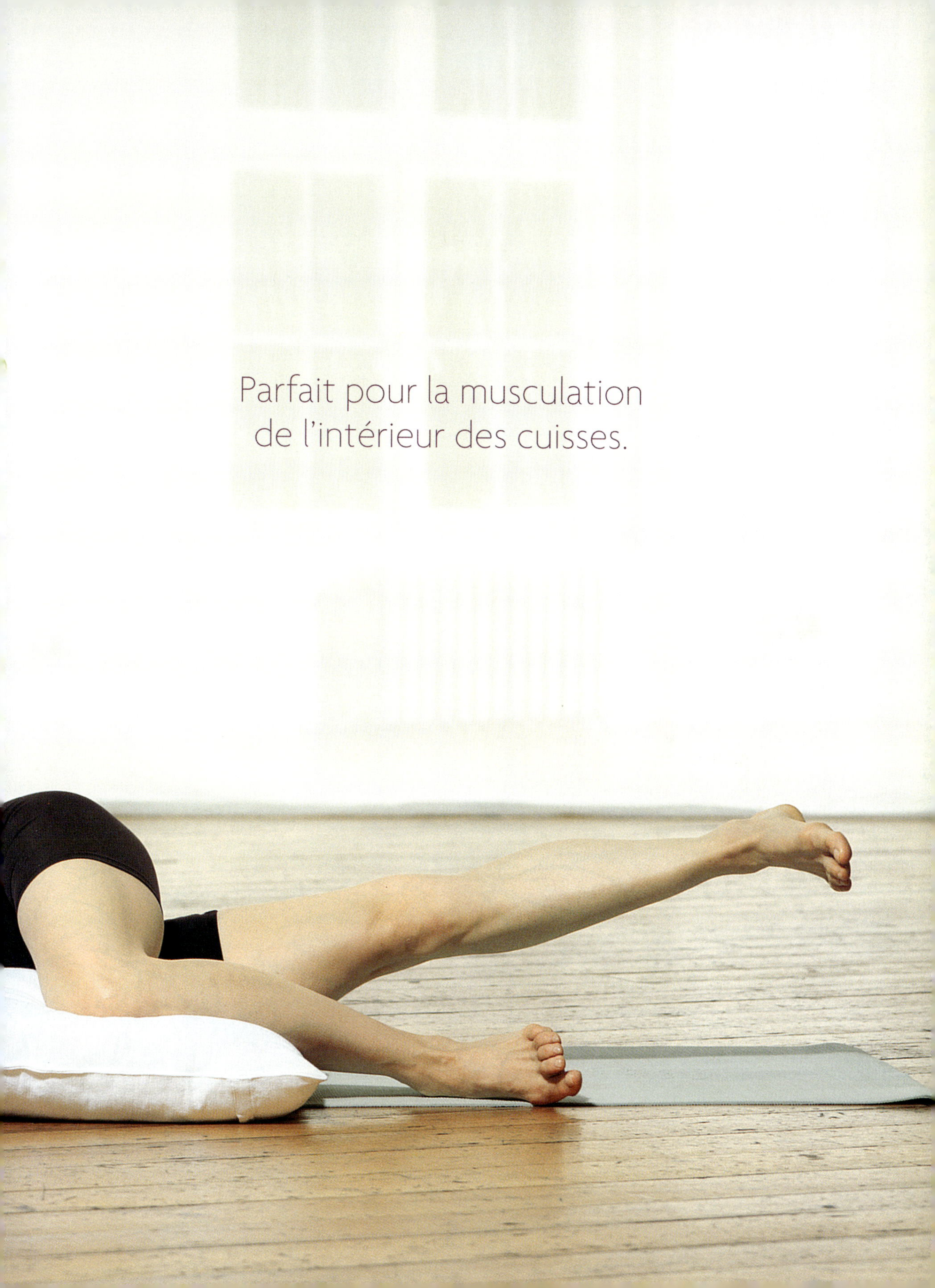

Soulevés de l'intérieur des cuisses (II)

1 Allongez-vous sur le côté et placez le genou du dessus devant vous sur un coussin. La jambe du dessous reste tendue. Ne laissez pas votre hanche basculer vers l'avant : elle doit rester sur le même plan que la colonne. Gardez le bras du dessous étendu sous la tête et l'autre main posée sur le sol devant vous afin de vous soutenir.

2 En respirant normalement, fléchissez le pied et soulevez la jambe du dessous. Allongez-la tout en éloignant la cheville du sol. Effectuez cinq petits cercles avec la jambe dans un sens, puis cinq dans l'autre sens.

Tournez-vous et recommencez avec l'autre jambe.

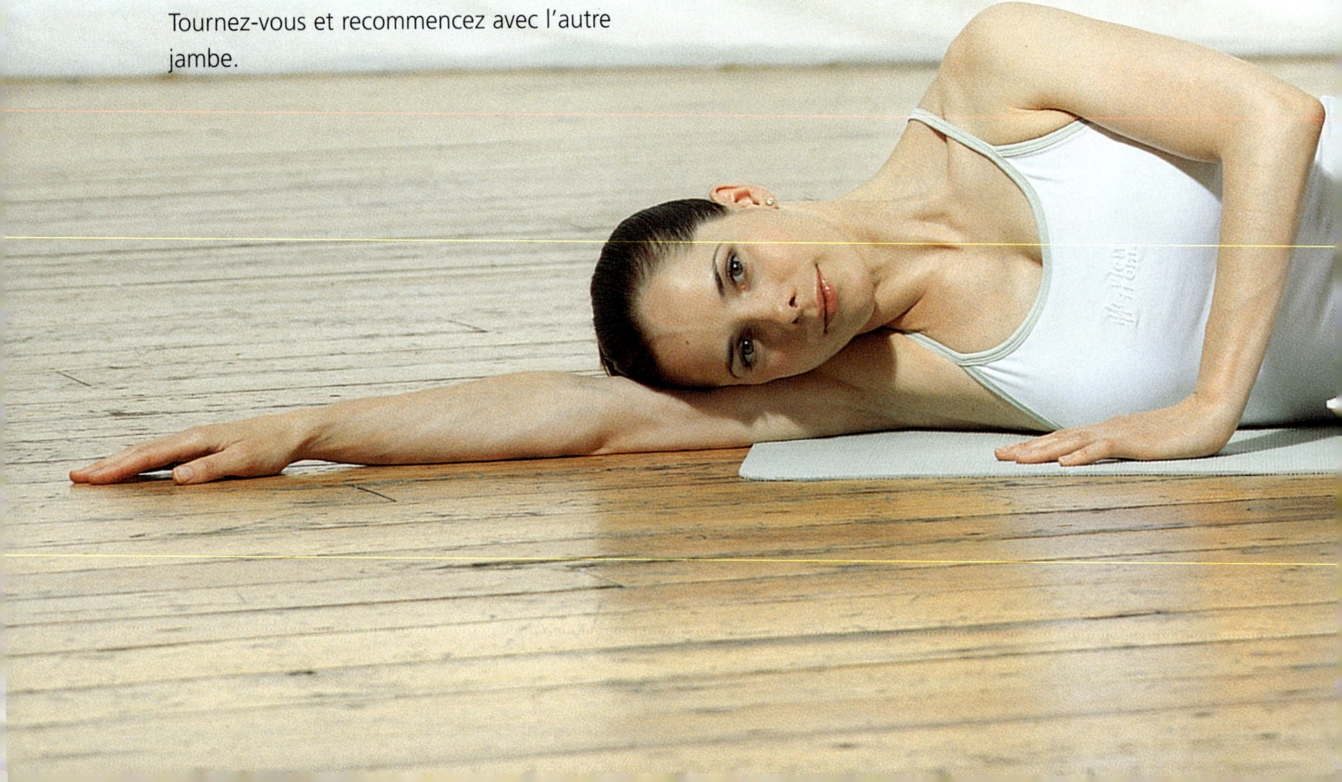

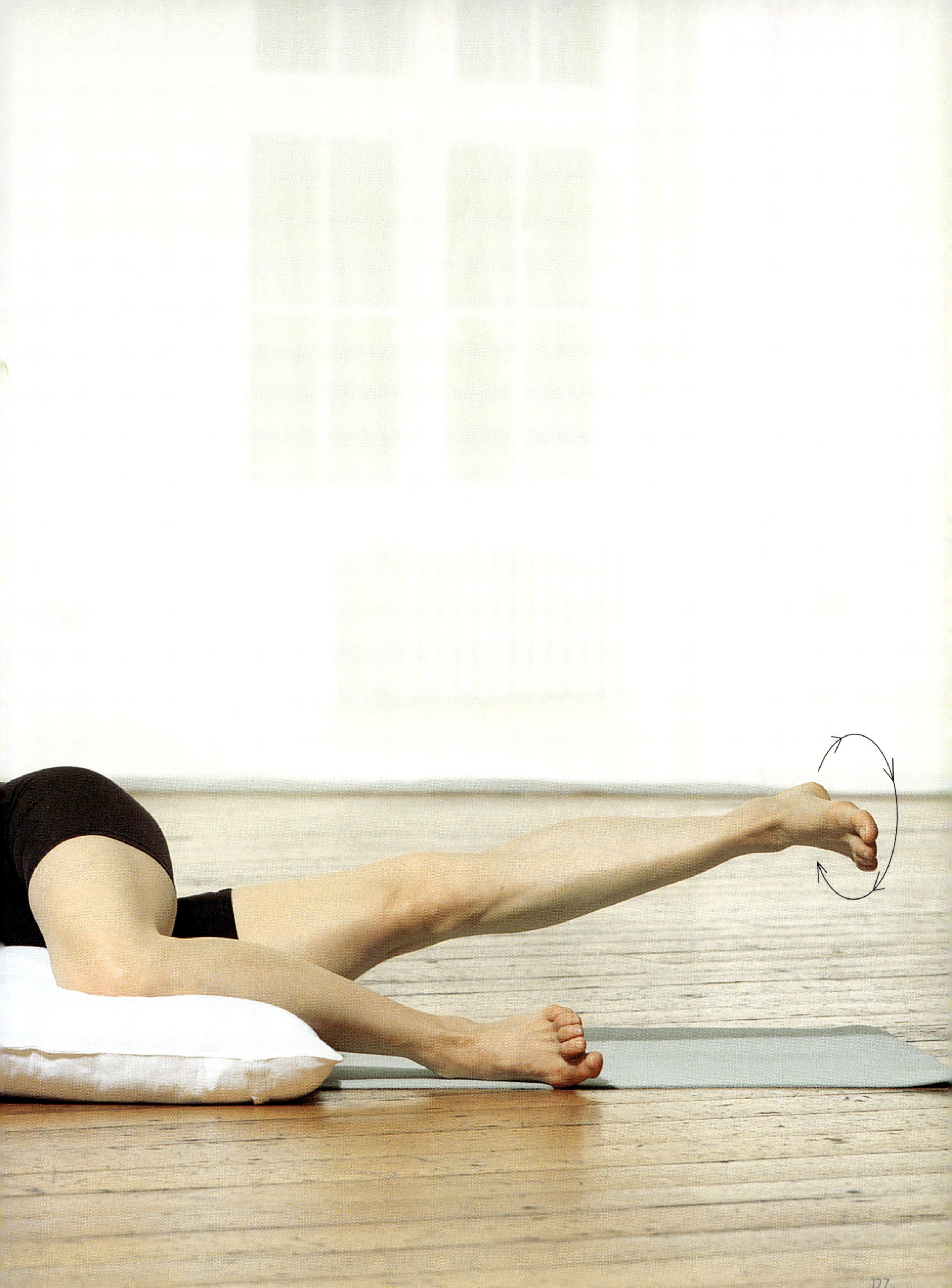

Roulades

Un merveilleux massage de la colonne vertébrale.

Utilisez un matelas pour cet exercice. Asseyez-vous presque au bout du matelas, les genoux pliés et les pieds joints. Enroulez les bras autour des cuisses et soulevez les pieds du matelas, en vous tenant en équilibre sur le coccyx. Rentrez le menton vers la poitrine (comme si vous étiez un ballon). Dans cette position, inspirez, rentrez le nombril vers la colonne et roulez en arrière en emmenant les genoux et en gardant la tête rentrée. Ne roulez pas sur la nuque.
Expirez et roulez vers l'avant en utilisant votre ventre pour vous propulser/vous balancer. Puis inspirez et roulez de nouveau vers l'arrière.

Répétez ce mouvement de roulade dix fois sans laisser les pieds toucher le sol.

CONSEILS

Pour faciliter le mouvement, essayez de tenir vos genoux plutôt que d'enrouler les bras derrière les cuisses.

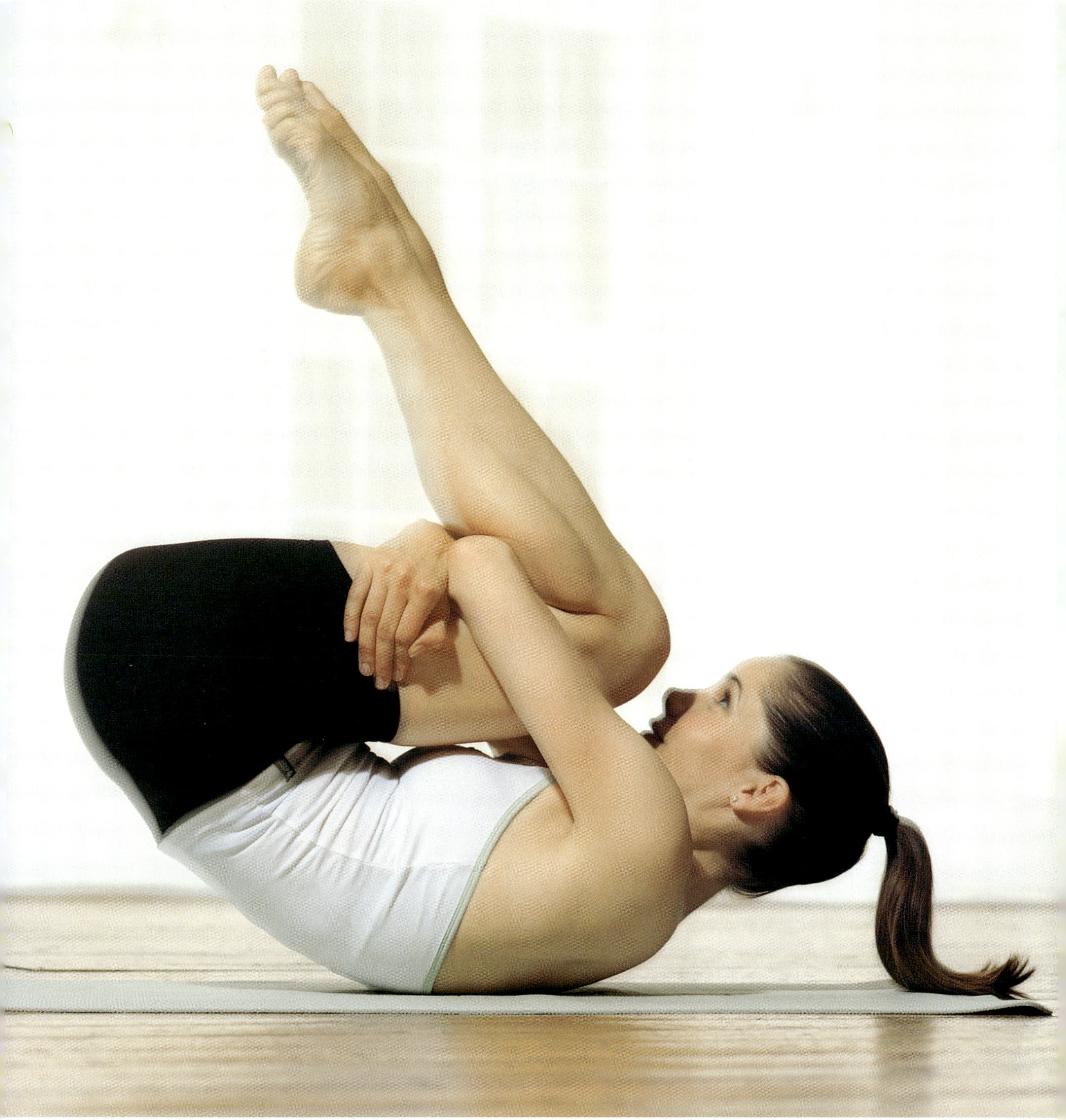

Le travail des bras est un élément essentiel de la méthode Pilates.
En plus de raffermir le haut des bras et de muscler biceps et triceps, les exercices qui suivent permettent de libérer les tensions dans le cou, les épaules et le haut du dos.
Ils permettent également d'étirer les muscles de la cage thoracique, ce qui aide à lutter contre le dos voûté et à renforcer et ouvrir la cage thoracique.
Lorsque vous pratiquez les exercices qui suivent, pensez à descendre sensiblement les épaules, gardez les côtes abaissées et ne cambrez pas le dos lorsque vous déplacez les bras derrière vous.
Plus important : lorsque vous bougez les bras vers l'arrière, maintenez l'espace entre vos omoplates et étirez-vous jusqu'aux doigts pour garder les bras allongés.

BRAS

Enfin, lorsque le bras effectue un mouvement de rotation, rappelez-vous que la rotation doit venir de l'articulation de l'épaule et non pas du poignet. Pour trouver le mouvement, placez la main gauche sur le dessus du bras droit et, en tournant le bras droit vers l'extérieur, imaginez le haut du bras pivoter vers l'extérieur et de côté.

Les centaines pour le haut des bras

1 Tenez-vous debout face à un miroir, bien campé sur vos jambes. Les jambes sont écartées de la largeur des hanches et légèrement fléchies, les épaules tirées vers le bas et le ventre rentré. Placez les bras le long du corps, la paume des mains face à l'arrière.

2 Tout en gardant les bras tendus, poussez-les vers l'arrière le plus loin possible. Dans cette position, faites de rapides petits mouvements de battement des bras, d'avant en arrière, pendant vingt temps.

L'objectif est de procéder à une centaine de battements tout en respirant normalement.

CONSEILS

Imaginez-vous dans l'eau, en train de pousser les bras vers l'arrière en luttant contre la résistance.

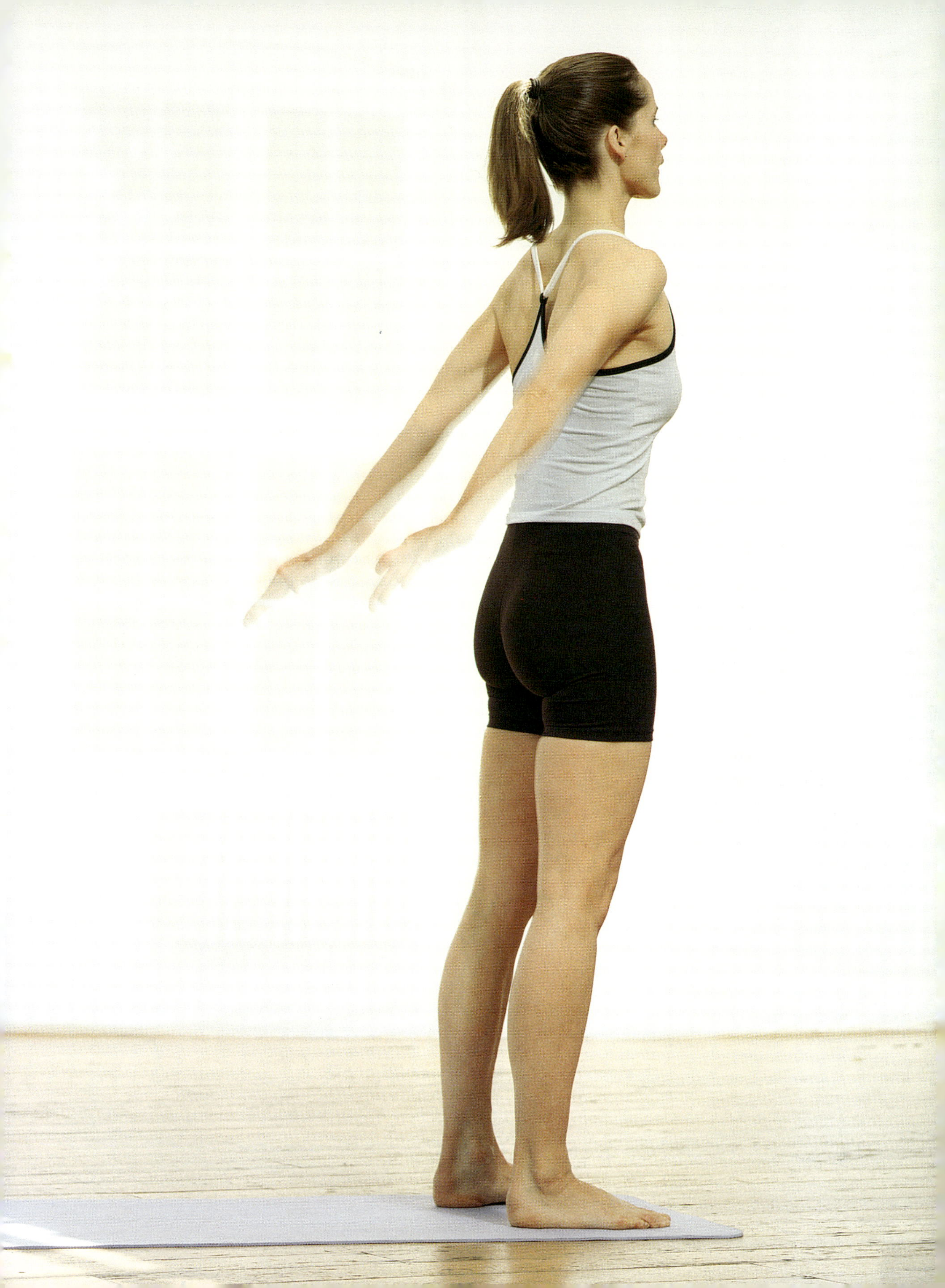

Les centaines en ciseaux

Cet exercice, ainsi que le précédent, permet de muscler la partie molle du haut des bras que tant de femmes détestent. Je le pratique le plus souvent possible.

1 Tenez-vous debout face à un miroir, bien campé sur vos jambes. Les jambes sont écartées de la largeur des hanches et légèrement fléchies, les épaules tirées vers le bas et le ventre rentré. Placez les bras le long du corps, la paume des mains face à l'arrière.

2 Tout en gardant les bras tendus, poussez-les vers l'arrière le plus loin possible. Croisez les bras derrière vous, puis laissez-les revenir puis croisez-les de nouveau derrière vous, en mouvements de ciseau. Continuez pendant vingt temps. Le mouvement doit être contrôlé.

Lorsque vous croisez les paumes de vos mains derrière vous, alternez : si la paume de la main gauche est sur la main droite, puis que vous faites revenir les bras, la paume de la main droite doit ensuite être sur la main gauche, et ainsi de suite.

L'objectif est de procéder à une centaine de battements tout en respirant normalement.

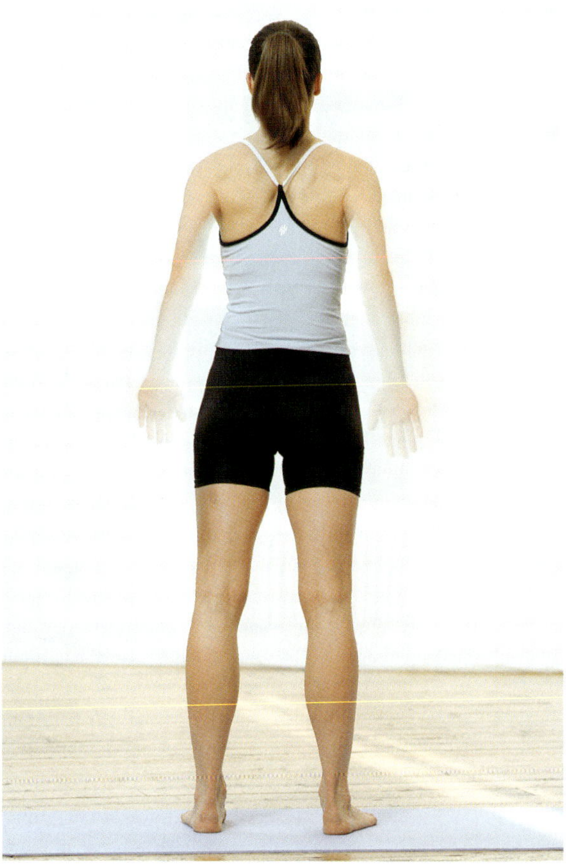

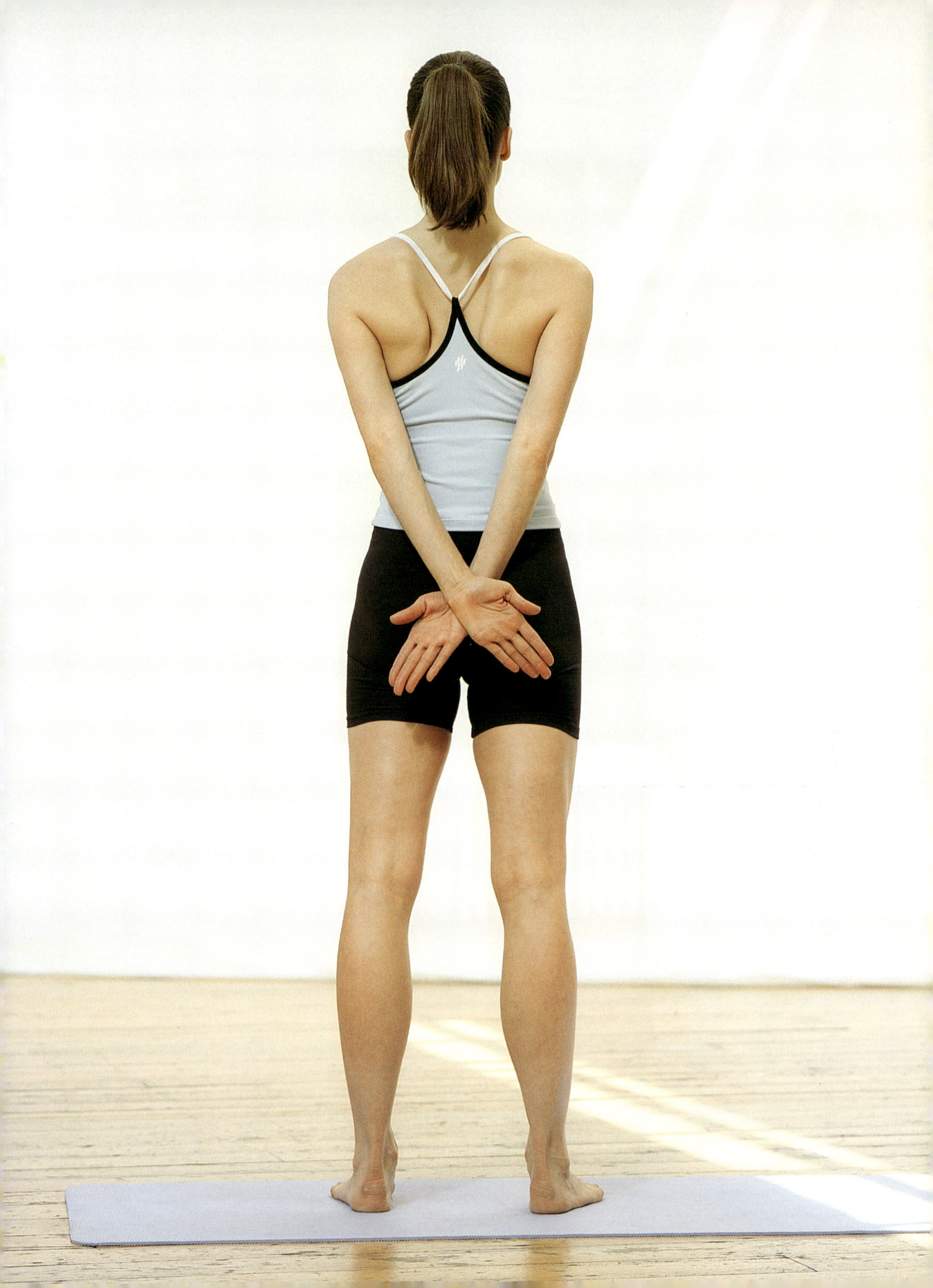

Rotation de la taille

Un exercice fantastique pour la taille et le ventre, qui renforcera et affinera votre ligne.

1 Tenez-vous debout face à un miroir, bien campé sur vos jambes. Les jambes sont écartées de la largeur des hanches et légèrement fléchies. Imaginez que vous tenez un ballon de football sous chaque bras, de sorte que vos bras sont soulevés et pliés. Gardez le ventre rentré.

2 Dans cette position, laissez vos bras peser. Pivotez vers le côté à partir de la taille, tout en conservant les hanches et la tête de face. Laissez vos bras pivoter vers l'avant et l'arrière de votre corps en un demi-cercle parfait.

3 Faites une rotation lente de chaque côté, suivie de trois rotations rapides (pour vous donner un ordre d'idée, les deux rotations lentes prennent deux temps et les trois rotations rapides prennent également deux temps).

Répétez cet exercice dix fois.

CONSEILS

Imaginez le bout des doigts courir sur un cerceau autour de vos hanches.

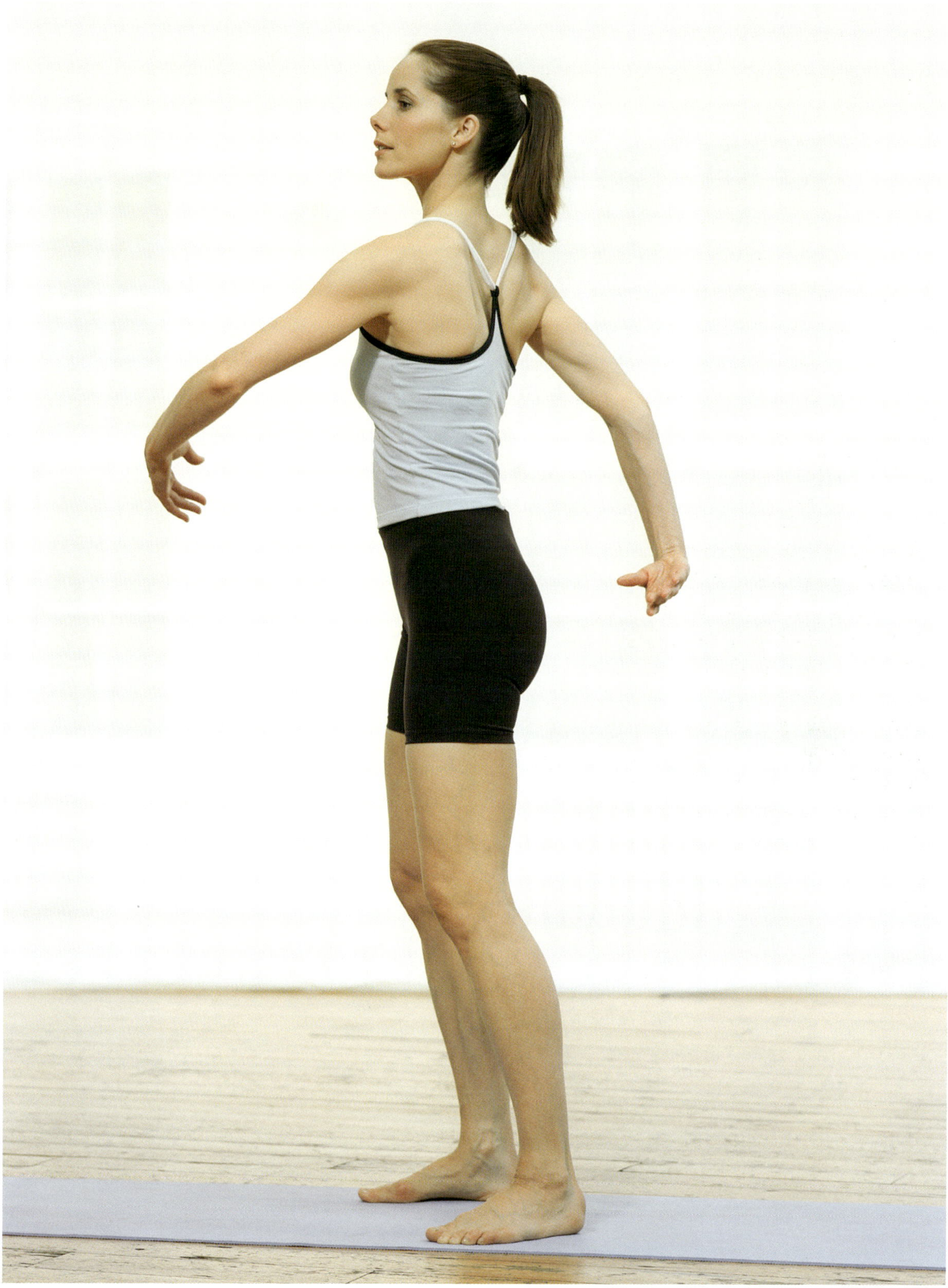

Mouvements de huit

Cet exercice cible l'affreuse partie flasque du haut des bras.

1 Tenez-vous debout face à un miroir, bien campé sur vos jambes. Les jambes sont écartées de la largeur des hanches et légèrement fléchies, les bras le long du corps et le ventre rentré.

2 Inspirez et, tout en gardant les bras tendus, croisez-les devant vous. Les paumes des mains doivent se faire face mais ne doivent pas se toucher. Puis tournez les bras vers l'extérieur, de sorte que la paume des mains soit au-dessus. En conservant les épaules abaissées, faites pivoter les bras vers l'extérieur et derrière vous, le plus loin possible.

3 Tournez les bras vers l'intérieur de sorte que la paume des mains soit orientée vers l'extérieur, puis faites pivoter les bras pour revenir en position de départ.

4 L'ensemble du mouvement doit être continu et fluide. Chacun des bras dessine un grand huit incurvé.

Répétez cet exercice dix fois.

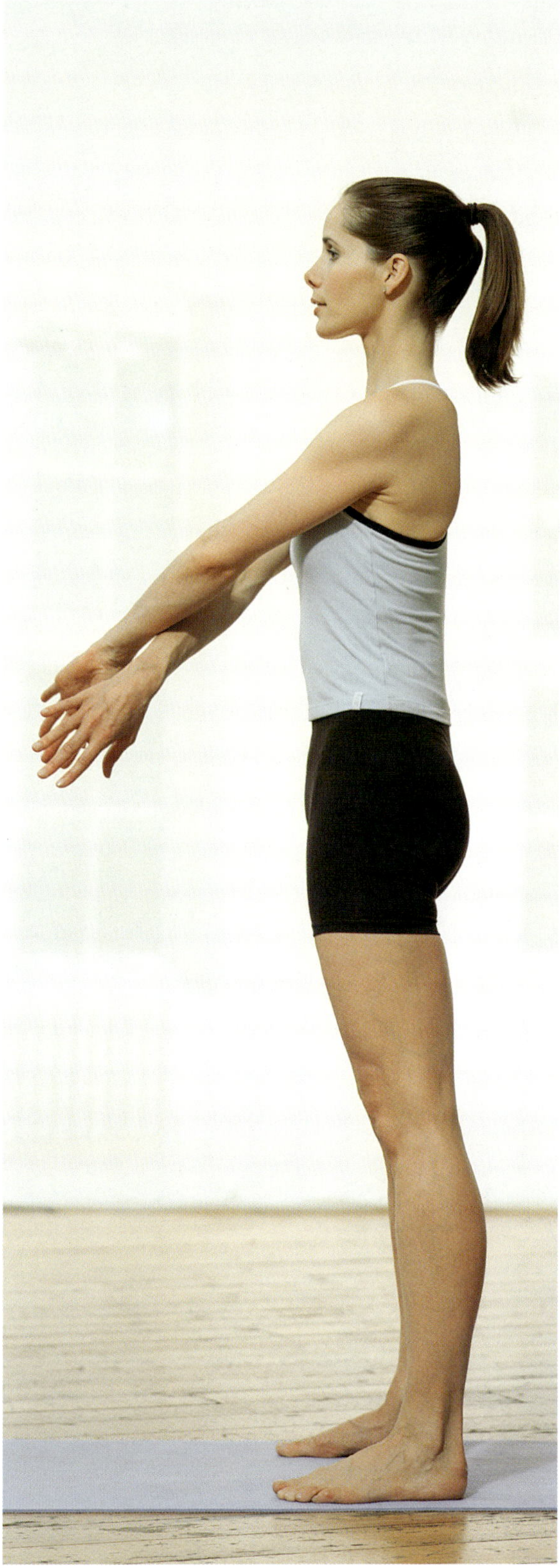

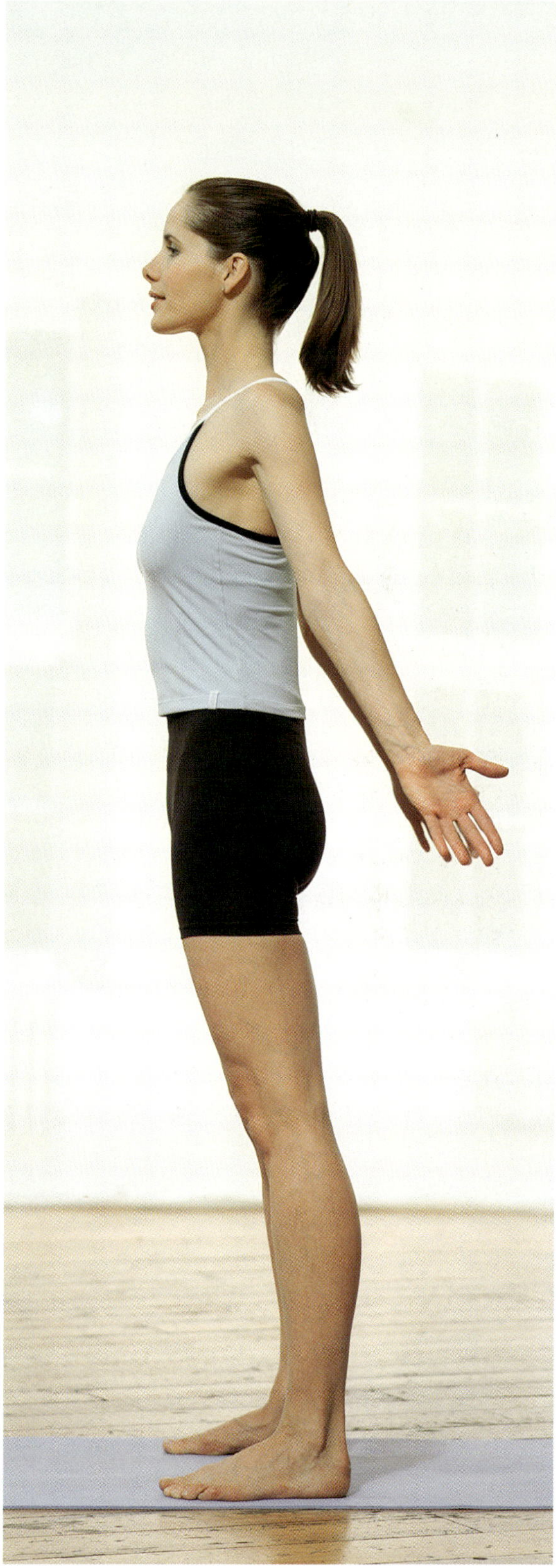

ÉTIREMENTS FINAUX

Il est essentiel de s'étirer après avoir fait de l'exercice, afin d'aider les muscles à se détendre et réduire les douleurs et courbatures du lendemain (lesquelles sont dues à une accumulation d'acide lactique dans les muscles).

Essayez de ne pas expédier la séquence d'étirement final : pour que cela soit efficace, chaque muscle doit être étiré au moins trente secondes.

Étirement de côté

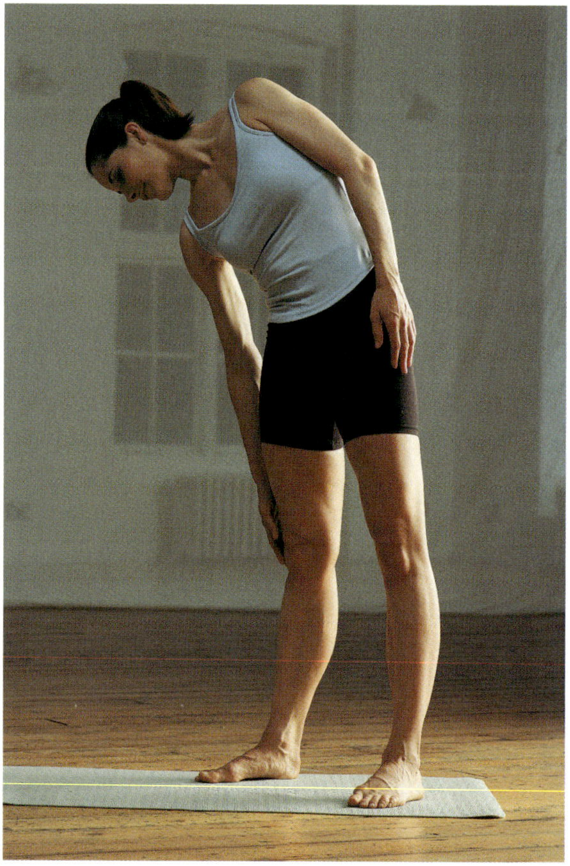

1 Tenez-vous debout, les pieds parallèles et écartés de la largeur des hanches, le ventre rentré et les côtes abaissées (imaginez-les, sur l'avant du buste, en train de glisser vers le bas).

2 Inspirez et laissez une main glisser de côté jusqu'au genou, en laissant aller votre tête en même temps. Tenez pendant six temps.

3 Expirez et revenez au centre.

Répétez cet exercice cinq fois, puis changez de côté.

Fléchisseur de la hanche

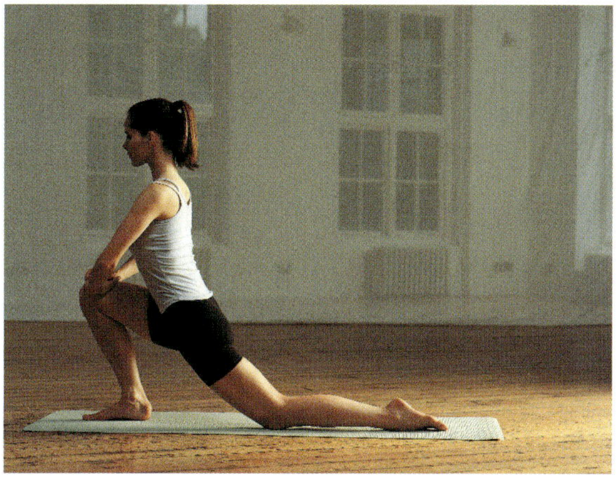

1 Agenouillez-vous sur les deux genoux, puis faites un pas en avant avec le pied droit afin de placer la jambe à angle droit. Posez les deux mains sur le genou droit.

2 Faites glisser la jambe gauche derrière vous, tout en gardant le genou sur le sol, jusqu'à ce que vous sentiez un étirement à l'avant de votre hanche gauche (dans le fléchisseur de la hanche).

3 Tenez pendant trente secondes puis changez de jambes.

Pour progresser, poussez les hanches vers l'avant et redressez le buste en gardant les mains sur le genou. Tenez trente secondes, en vous assurant que le genou ne dépasse pas votre cheville.

Faites un étirement de chaque côté.

Quadriceps

1 Tenez-vous debout, le dos bien droit. Posez la main droite contre un mur ou sur une chaise pour vous soutenir. Gardez les pieds parallèles et écartés de la largeur des hanches. Rentrez le ventre.

2 Pliez la jambe gauche. Attrapez le pied avec la main gauche et tirez-le vers les fesses tout en gardant les genoux serrés, le dos droit et les hanches dans l'alignement.
Tenez trente secondes, puis changez de jambe.

Effectuez un étirement avec chacune des jambes.

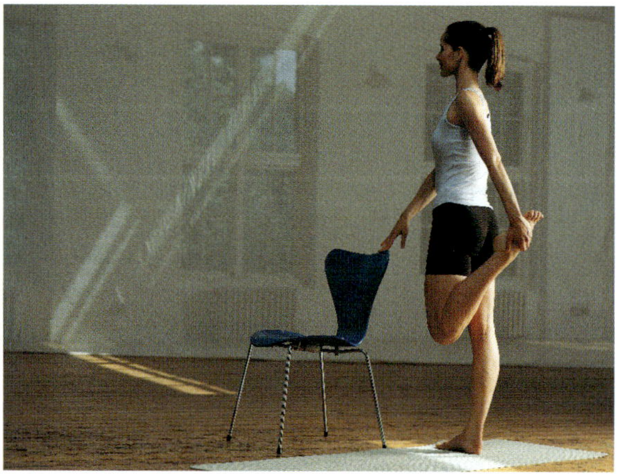

Étirement du mollet

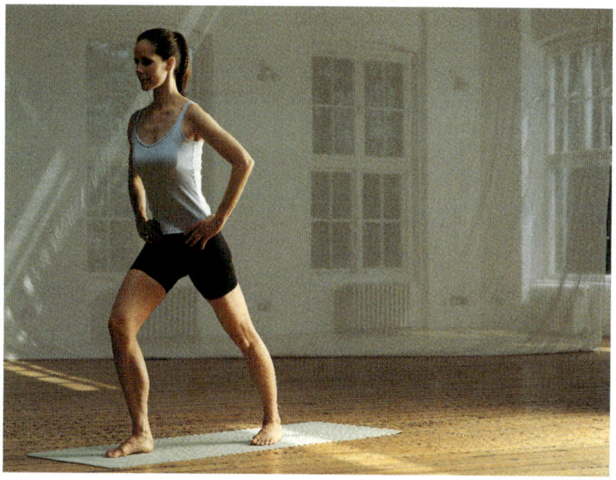

1 Tenez-vous debout, les pieds joints, puis reculez une jambe d'un pas en arrière, tout en fléchissant légèrement la jambe avant. Gardez le dos droit.

2 Appuyez sur le talon de la jambe tendue et penchez légèrement le buste vers l'avant (imaginez qu'une ligne droite passe par votre talon et ressort par le sommet de la tête).

3 Tenez trente secondes, puis changez de jambe.

Faites un étirement avec chacune des jambes.

CONSEILS

Si vous êtes débutant, utilisez un mur pour vous soutenir. Tenez-vous écarté du mur d'une longueur de bras et placez vos mains contre le mur à hauteur de poitrine.

Étirement des fessiers

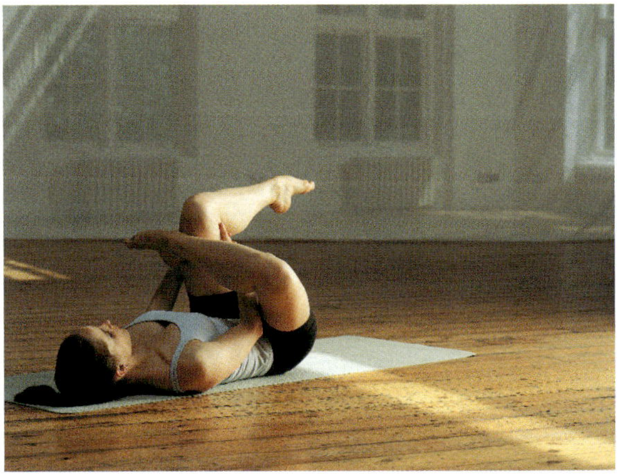

1 Allongez-vous sur le dos, les genoux pliés, et placez la cheville droite sur le genou gauche.

2 En soulevant la tête, joignez les mains autour de la cuisse gauche. Inspirez et tirez le genou vers vous (tout en reposant la tête sur le sol).

3 Expirez et tirez lentement le genou vers la poitrine. Vous devez sentir un étirement en travers du fessier. Tenez trente secondes puis relâchez.

Répétez cet exercice quatre fois avec une jambe, puis quatre fois avec l'autre.

Enroulement avant

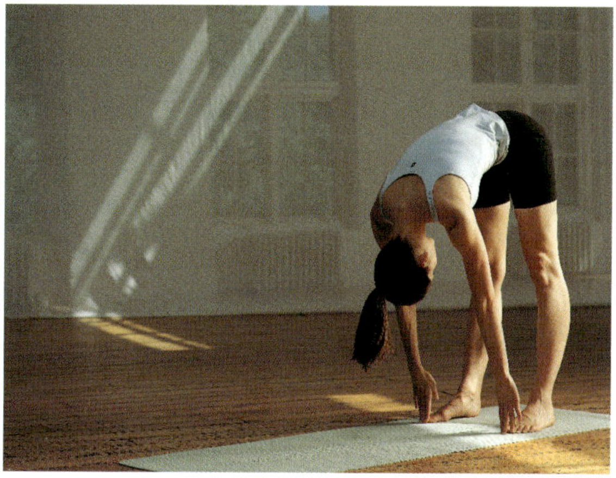

1 Tenez-vous debout, les pieds parallèles et écartés de la largeur des hanches, le nombril rentré vers la colonne, les côtes abaissées, les épaules stables et la tête dans l'alignement de la colonne vertébrale.

2 Inspirez et basculez la tête vers la poitrine. Expirez et laissez les bras tomber vers l'avant tout en vous enroulant vertèbre par vertèbre. Gardez les jambes tendues et prenez soin de ne pas pencher vers l'avant ou l'arrière en vous enroulant. Laissez la tête pendre et approchez les mains le plus près possible du sol.

3 Arrivé en bas, tenez pendant deux temps, inspirez et, à l'aide des muscles abdominaux, déroulez-vous pour revenir en position de départ.

Répétez cet exercice trois fois.

Lorsque vous aurez fait plusieurs fois le programme Pilates en entier, vous pourrez essayer mon mini-programme préféré. Il ne prend que quelques minutes par jour et est parfait si vous manquez de temps, tout en donnant à votre corps le bénéfice d'un entraînement Pilates complet.

MINIPROGRAMME

Les muscles du plancher pelvien (ou périnée) – travail du ventre et du plancher pelvien

Élévation d'une jambe – travail des ischio-jambiers et des fessiers

Élévation des deux jambes – travail des ischio-jambiers et des fessiers

Les obliques (modifiés) – travail de la taille et des muscles abdominaux

Le chien – travail des abdominaux

Opposition bras/jambes – travail des abdominaux et de la stabilité

Du sphinx au déroulement de la colonne – extension de la colonne et travail des abdominaux

Les palourdes (I) – travail de l'intérieur des cuisses

Soulevés de l'intérieur des cuisses (I) – travail de l'intérieur des cuisses et des fessiers

Mouvements de huit – raffermissement des bras

 lisible ?

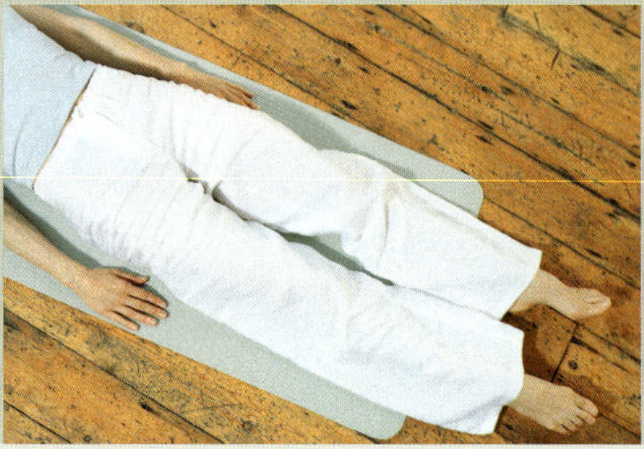

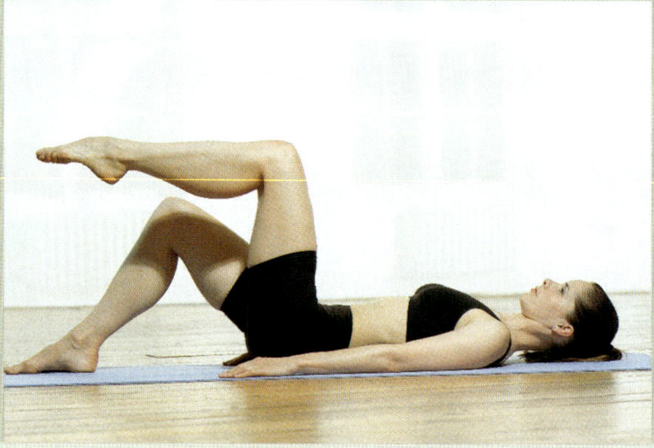

Les muscles du plancher pelvien (ou périnée)

1 Allongez-vous au sol sur le dos, les jambes tendues et écartées de la largeur des hanches. Placez les bras le long du corps.
Imaginez-vous en train d'uriner et d'interrompre le flux en cours. Vous utilisez pour cela les muscles du périnée.

2 Contractez ces muscles. Vous devez sentir le périnée remonter vers le ventre. Tenez pendant quatre temps et relâchez.

Répétez cet exercice dix fois.

Élévation d'une jambe

1 Allongez-vous sur le sol, les genoux pliés à angle droit, les pieds parallèles et écartés de la largeur des hanches, le nombril rentré vers la colonne vertébrale et les bras le long du corps.

2 En inspirant lentement, contractez vos abdominaux et soulevez une jambe pour amener le genou au-dessus de la hanche tout en conservant la jambe pliée à angle droit.
Tenez pendant deux temps.
En expirant, reposez la jambe sur le sol en deux temps.

Répétez cet exercice dix fois avec chaque jambe, en changeant de jambe à chaque fois.

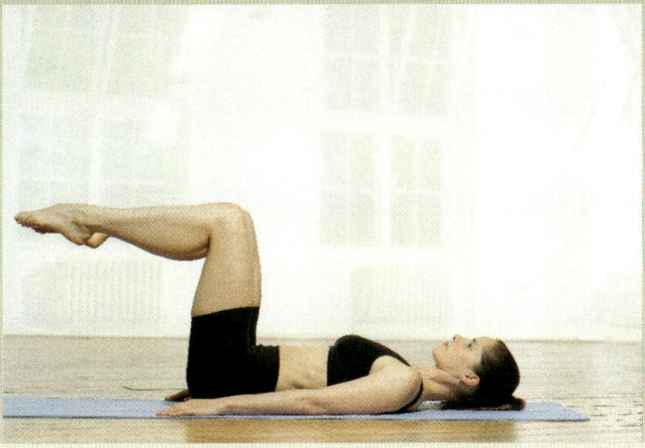

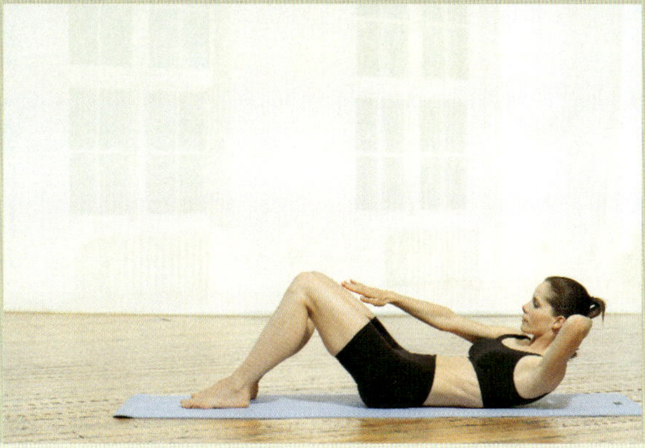

Élévation des deux jambes

1 Allongez-vous sur le sol, les genoux pliés à angle droit, les pieds parallèles et écartés de la largeur des hanches, le nombril rentré vers la colonne vertébrale et les bras le long du corps.

2 En respirant normalement, contractez lentement vos abdominaux, puis soulevez une jambe pour amener le genou au-dessus de la hanche tout en conservant la jambe pliée à angle droit. Amenez ensuite la deuxième jambe dans la même position et tenez pendant deux temps. Laissez redescendre d'abord la première jambe en deux temps, puis l'autre. Prenez soin de contrôler la descente des deux jambes à l'aide des abdominaux ; n'appuyez pas sur le sol avec les mains.

Répétez cet exercice dix fois.

Les obliques (modifiés)

1 Allongez-vous sur le sol, les genoux pliés à angle droit, les pieds parallèles et écartés de la largeur des hanches. Placez une main derrière la tête et l'autre le long du corps. Inspirez.

2 En expirant, contractez vos abdominaux en les creusant de bas en haut, enroulez la tête et la cage thoracique en les soulevant du sol (fixez vos genoux du regard), et faites pivoter le bras libre vers le genou opposé.

3 Expirez et déroulez-vous lentement sur le sol. Recommencez avec l'autre bras.

Répétez cet exercice cinq fois de chaque côté, en changeant de côté à chaque fois.

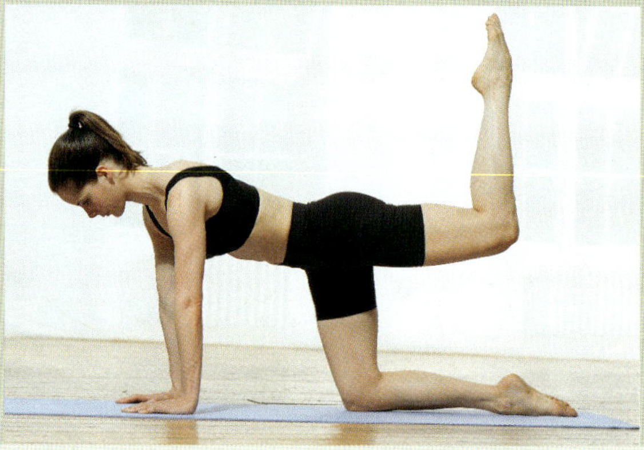

Le chien

1 Mettez-vous à quatre pattes sur le sol, les genoux sous les hanches, les bras sous les épaules et la tête dans l'alignement du dos en ligne droite. Le ventre doit être rentré et les épaules tirées vers le bas.

2 En respirant normalement, soulevez une jambe et, tout en la gardant pliée à angle droit, levez le pied vers le plafond pour amener le genou dans l'alignement des hanches.
Revenez ensuite en position de départ.

Répétez cet exercice cinq fois avec chaque jambe, en changeant de jambe en chaque fois.

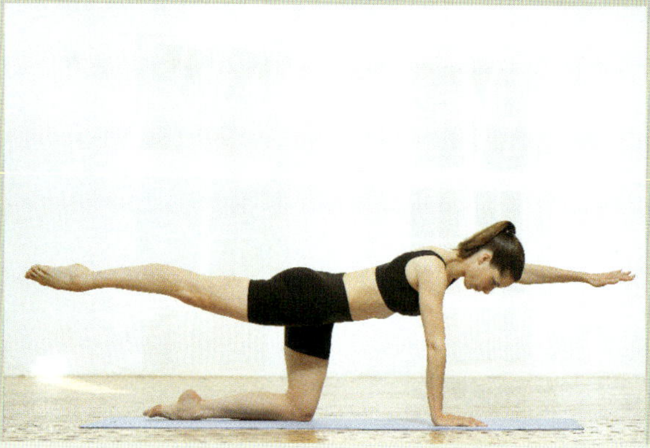

Opposition bras/jambes

1 Mettez-vous à quatre pattes sur le sol, les genoux sous les hanches, les bras sous les épaules et la tête dans l'alignement du dos en ligne droite. Le ventre doit être rentré et les épaules tirées vers le bas.

2 Inspirez et, tout en contractant les abdominaux pour maintenir votre dos droit, tendez à la fois un bras et la jambe opposée, de sorte que tous deux soient dans l'alignement de votre buste. Tendez les orteils et les doigts.

3 Expirez et revenez en position de départ. Recommencez avec l'autre bras et l'autre jambe.

Répétez cet exercice cinq fois avec chaque jambe, en changeant de côté à chaque fois.

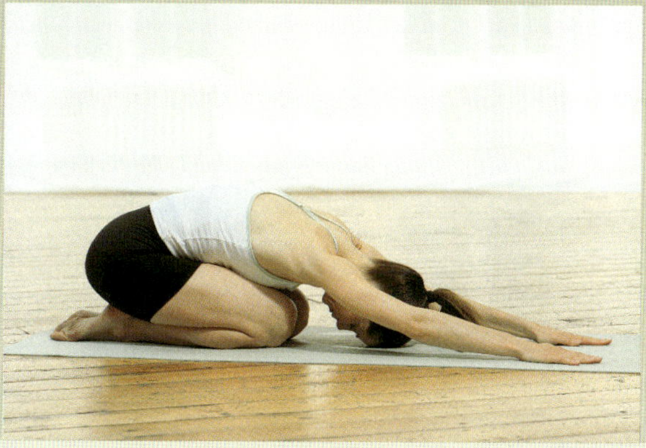

Du sphinx au déroulement de la colonne

1 Faites face au sol, à quatre pattes. En même temps que vous descendez les fesses (pour vous asseoir sur les talons), étendez les bras sur le sol le plus loin possible devant vous. Votre front doit maintenant reposer sur le sol. Gardez les fesses sur les talons.

2 À partir de cette position sur le ventre, inspirez, rentrez le ventre, et déroulez le dos lentement, vertèbre par vertèbre, afin d'arriver en position agenouillée. Gardez les fesses sur les talons et laissez les bras reposer le long du corps.

3 Expirez et enroulez-vous de nouveau pour revenir en position sur le ventre.

Répétez cet exercice cinq fois.

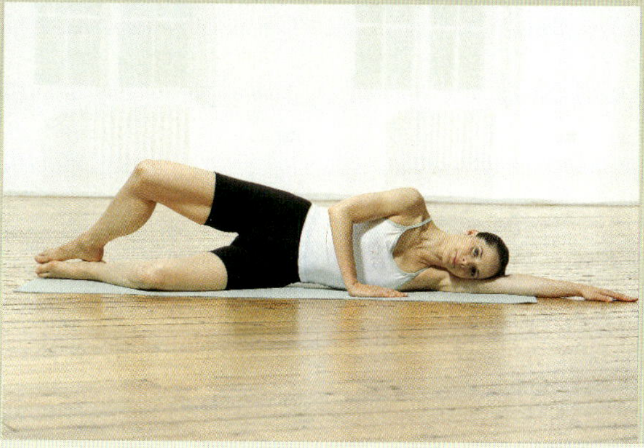

Les palourdes (I)

1 Allongez-vous sur le côté, les genoux pliés devant vous, les pieds joints (la plante des pieds dans l'alignement du dos) et le ventre rentré. Gardez le bras du dessous étendu sous la tête et l'autre main posée sur le sol devant vous afin de vous soutenir.

2 Inspirez. Puis expirez et soulevez le genou du dessus afin de le pointer vers le plafond tout en prenant soin de ne pas laisser la taille s'enfoncer. Les pieds restent joints et les fesses fermes (le mouvement doit partir des fessiers). Prenez garde de conserver l'alignement du corps et de ne pas laisser la hanche basculer vers l'extérieur.

3 Inspirez et revenez en position de départ.

Répétez cet exercice dix fois avec une jambe, puis tournez-vous et recommencez dix fois avec l'autre.

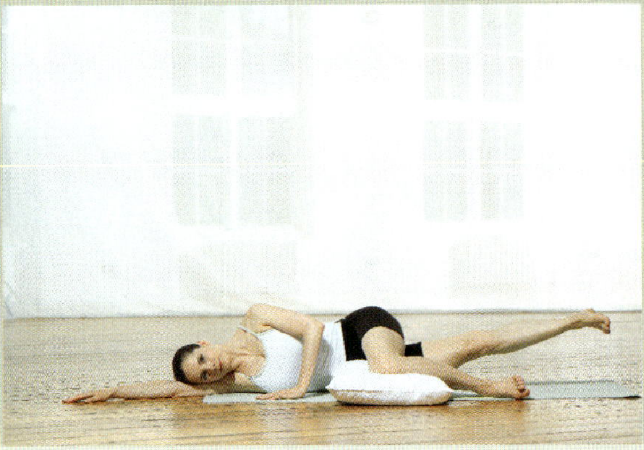

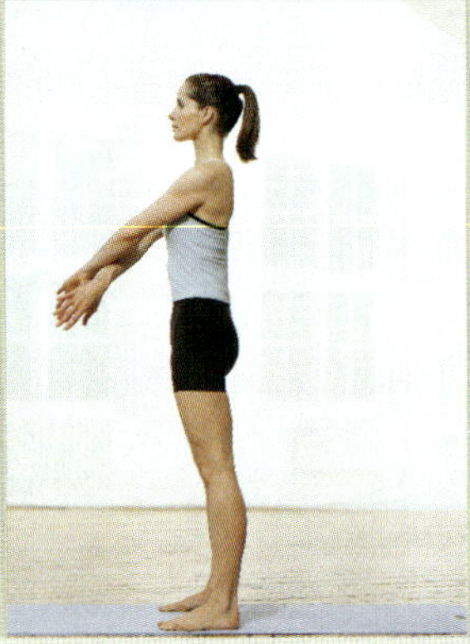

Soulevés de l'intérieur des cuisses (I)

1 Allongez-vous sur le côté et placez la jambe et le genou du dessus devant vous sur un coussin. La jambe du dessous reste tendue. Ne laissez pas votre hanche basculer vers l'avant : elle doit rester sur le même plan que la colonne. Gardez le bras du dessous étendu sous la tête et l'autre main posée sur le sol devant vous afin de vous soutenir.

2 En respirant normalement, fléchissez le pied et soulevez la jambe du dessous. Allongez-la tout en éloignant la cheville du sol. Tenez pendant dix temps.

Tournez-vous et recommencez avec l'autre jambe en tenant dix temps.

Mouvements de huit

1 Tenez-vous debout face à un miroir, bien campé sur vos jambes. Les jambes sont écartées de la largeur des hanches et légèrement fléchies, les bras le long du corps et le ventre rentré.

2 Inspirez et, tout en gardant les bras tendus, croisez-les devant vous. Les paumes des mains doivent se faire face mais ne doivent pas se toucher. Puis tournez les bras vers l'extérieur, de sorte que la paume des mains soit au-dessus. En conservant les épaules abaissées, faites pivoter les bras vers l'extérieur et derrière vous le plus loin possible.

3 Tournez les bras vers l'intérieur de sorte que la paume des mains soit orientée vers l'extérieur, puis faites pivoter les bras pour revenir en position de départ.

4 L'ensemble du mouvement doit être continu et fluide. Chacun des bras dessine un grand huit incurvé.

Répétez cet exercice dix fois.

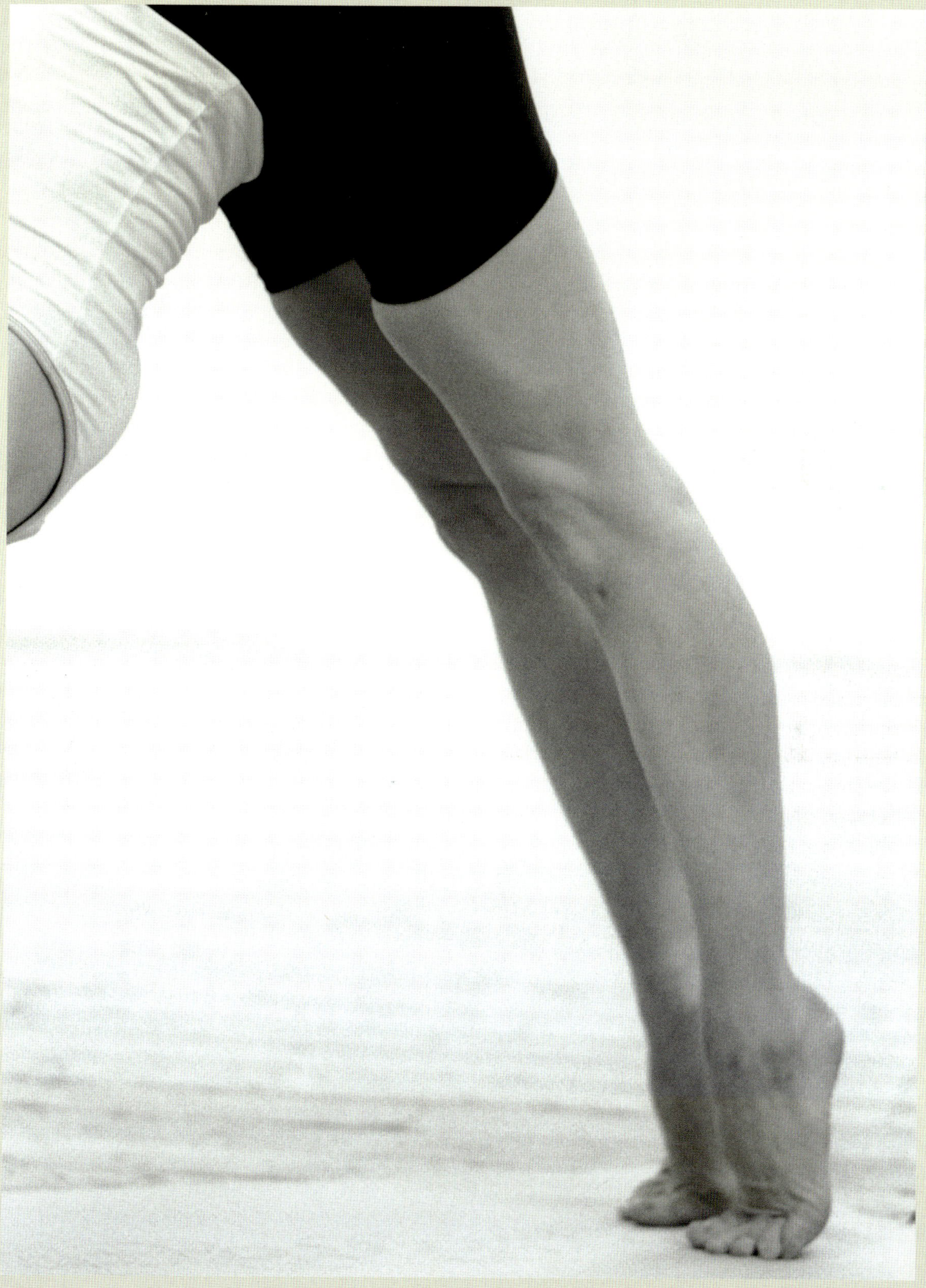

Vivre sainement ne signifie pas uniquement faire de l'exercice : c'est aussi prendre soin de soi, bien se nourrir et savoir prendre le temps de se relaxer et de profiter de la vie malgré un emploi du temps chargé.

Pour profiter au mieux des bienfaits de la méthode Pilates, voici ce que je suggère pour aider à décupler votre énergie et maximiser les effets de ce programme.

Buvez plus d'eau. L'eau est votre meilleur moyen de faire le plein d'énergie. Donnez-vous donc pour objectif de boire au moins 1,5 litre par jour. Buvez sans arrêt à petites gorgées pendant que vous faites le programme, mais ne buvez pas froid – préférez l'eau à température ambiante.

Évitez de manger bêtement des denrées présentant peu de qualités nutritionnelles. Les fruits secs, tels que les abricots, sont une bonne source d'énergie.

CONCLUSION

En grignoter vous fera tenir la journée.
Mangez également beaucoup de fruits pour décupler votre système immunitaire.
Pour un ventre plat, limitez votre consommation de blé (pain et pâtes).
Enfin, pour un corps sain, libre de douleurs et de maux, soyez aussi actif que possible pendant la journée : toutes les occasions sont bonnes !

Glossaire

Alignement
Le corps doit être aligné pendant tout exercice Pilates, c'est-à-dire que toutes les articulations doivent être en ligne et symétriques les unes par rapport aux autres.

Allongement
Une sensation, plutôt qu'un mouvement, par laquelle vous imaginez votre corps s'écarter de la tête aux pieds.

Biceps
Les muscles situés à l'avant de la partie haute du bras. Ceux utilisés pour soulever des objets.

Centre
Dans la méthode Pilates, tout mouvement démarre du centre, c'est-à-dire de la bande de muscles (le transverse et les obliques) qui maintient le buste comme un corset, en contribuant au soutien et à la bonne posture. Il est essentiel de renforcer le centre pour avoir une colonne vertébrale en bonne santé et un ventre plat.

Creuser
Voir *Rentrer le centre*.

Détendre
Une autre manière de dire de ne pas bloquer une articulation (voir *Hypermobilité*) et de garder les jambes et les bras allongés mais pas tendus.

Dynamique
C'est la force exercée par votre corps au cours d'un mouvement pour faire un exercice difficile. Dans la méthode Pilates, le mouvement ne vient pas de la dynamique mais de la force centrale, pour renforcer et tonifier les muscles. Il est essentiel de contrôler tout mouvement et de ne pas s'appuyer sur la vitesse.

Fléchisseurs de la hanche
Ils constituent les muscles de la région de la hanche qui sont utilisés pour rapprocher le genou de la poitrine ou soulever un genou.

Fessiers
Les muscles des fesses situés au-dessus des ischio-jambiers.

Hypermobilité
Un état commun qui se rencontre chez beaucoup de personnes lorsqu'une articulation a trop de mouvement. Cela peut rendre l'articulation instable et faire balancer le corps pendant le mouvement. Il est possible que vos genoux oscillent légèrement vers l'arrière lorsqu'ils sont tendus. Si c'est le cas, fléchissez-les légèrement lorsque vous vous tenez les jambes parallèles.

Ischio-jambiers
Les muscles situés à l'arrière des jambes, qui vont des genoux aux fesses.

Obliques
Les muscles abdominaux de côté, situés autour de la taille.

Position neutre
La position de la colonne vertébrale lorsque vous vous allongez sur le sol. Vous devez avoir une légère courbure naturelle dans le bas du dos.

Posture
La manière dont vous tenez votre corps, pas uniquement lorsque vous êtes debout, mais aussi lorsque vous êtes assis ou que vous vous penchez pour soulever quelque chose.

Quadriceps
La partie avant des muscles de la cuisse, qui va de la hanche au genou.

Rentrer le centre
Le mouvement de tirer le nombril vers la colonne vertébrale, qui contracte les muscles du centre.

Rond de jambe
Littéralement un cercle effectué avec la jambe. Voir exercice pour plus de détails.

Rotation
Pour la jambe, c'est un mouvement circulaire partant de l'articulation de la hanche et non pas du pied. Pour le bras, cela désigne un mouvement circulaire partant de l'épaule et non pas du poignet.

Stabilisation
Fait de tenir une position et de cantonner le mouvement autour d'une articulation. Par exemple, lorsque vous maintenez les hanches stables et faites pivoter la jambe autour de l'articulation de la hanche.

Stabilisation des épaules
Le mouvement de faire glisser les omoplates vers le bas, qui assure que les épaules sont dans la bonne position pour un exercice (c'est-à-dire que les oreilles ne sont pas rentrées dans les épaules).

Un temps
Le temps nécessaire pour effectuer une respiration (inspiration et expiration).

Yoga
Une autre méthode corps-esprit, qui diffère de la méthode Pilates en plusieurs aspects y compris l'utilisation du souffle pendant le mouvement.

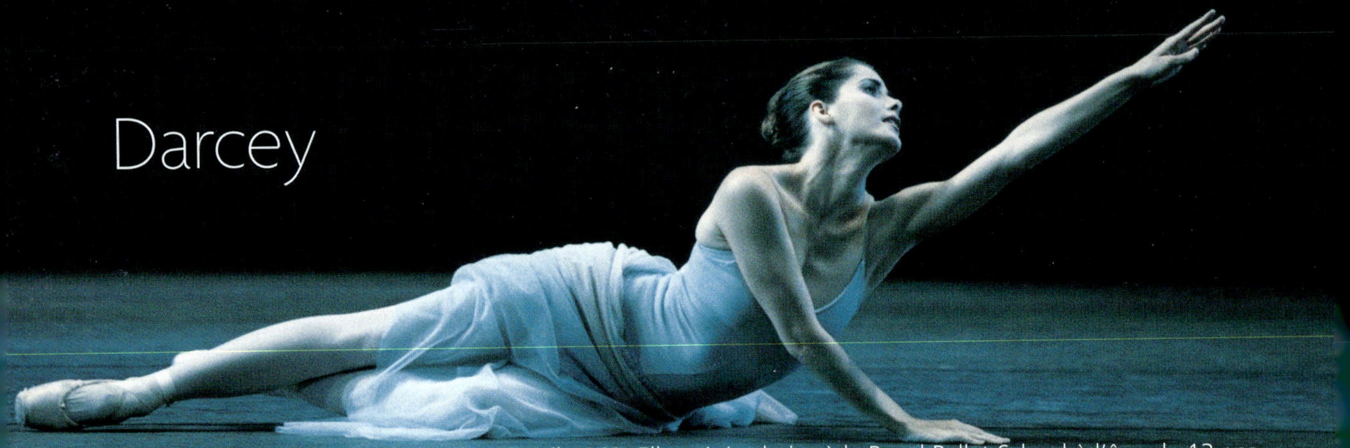

Darcey

Darcey Bussell est née à Londres le 27 avril 1969. Elle a été admise à la Royal Ballet School à l'âge de 13 ans, où elle a étudié pendant 5 ans avant de rejoindre en 1987 le Sadler's Wells Royal Ballet. En septembre 1989, Darcey est entrée au Royal Ballet comme Premier Soliste. Trois mois plus tard, à tout juste 20 ans, elle a été promue Premier Danseur. Elle a dansé pour le New York City Ballet et le Kirov Ballet de Saint-Pétersbourg et a été invitée internationalement par plusieurs autres compagnies.

Remerciements

Toute ma gratitude va aux enseignants Pilates que j'ai eus au cours des années. Je remercie tout le monde au Royal Ballet de m'avoir tant soutenue dans mon désir de revenir après la naissance de mes enfants.
Il a été merveilleux de travailler avec Anita Naik. Merci à tous chez Penguin, et en particulier à Chantal Gibbs, Kate Brunt, Kate Adams, Clare Pollock, Helen Reeve et Ann Cooke. Je remercie également Angella Masella de Marks & Spencers plc, l'équipe de Clifford Bloxham et Kate Borthwick de Octagon, le designer Ashley Western, le photographe Iain Philpott et la maquilleuse Aimee Adams, d'avoir rendu tout cela possible.
Et bien sûr, un grand merci comme toujours à mes parents et Angus mon cher époux.

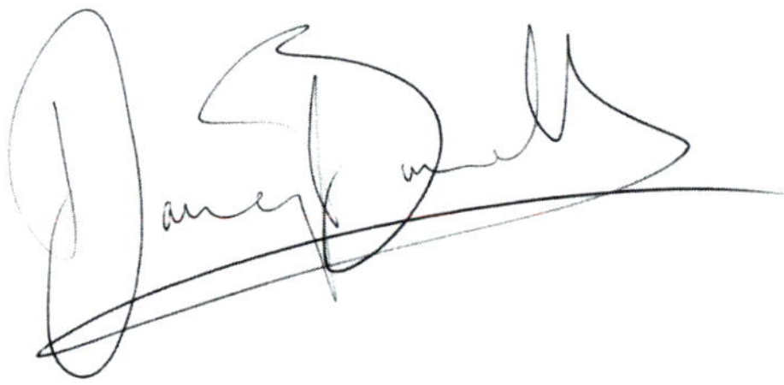

Publié pour la première fois en 2005 en Grande-Bretagne sous le titre Pilates for life
par Michael Joseph, une marque du groupe Penguin Books

Traduit de l'anglais par Valérie Baudin
Mise en pages : emigreen.com

Imprimé en Espagne par Graficas Estella
Dépôt légal n° 74417 — juin 2006
ISBN : 2501-045-85-8
4095287/02